Functional Fitness-Training

Functional Fitness-Training

Das effektive Work-out für zu Hause

Functional Training – eine Einführung 6

Das Grundprinzip 8

Trainingsgeräte und Übungen 9

Trainingsprinzipien in Kürze 10
Trainingsintensität 11
Trainingsdauer und -umfang 11
Trainingsreiz 12
Trainingshäufigkeit 12
Erholung und Regeneration 13

Die Trainingsgeräte 13
Fitnessband 14
Gymnastikball 14
Basketball oder Medizinball 15
Reisetasche 15
Handtuch 16

Vor dem Start: Fitness-Check 17
Rumpfbeuge 17
Einbeinstand 18
Wandstand 19
Tiefe Kniebeuge mit Stab 20
Einbeinaufstehen 21
Sit-up 22
Liegestütz 23

Die Übungen 24

Aufwärm- und Ausdauerübungen 26
Taucher 26
Diagonales Knieheben 27
Raupe 28
Jumping Jack 29
Schattenboxen 30
Swing mit Basketball 31
Dribbling Squat 32
Skipping (Kniehebelauf) 33
Skater 34
Laufender Liegestütz 35

Übung für die Arm-, Brust- und Schultermuskulatur 36
Liegestütz mit Fitnessband 36
Liegestütz auf dem Basketball 37
Liegestütz auf dem Gymnastikball 38
Bizepscurl mit Reisetasche 39
Rudern im aufrechten Stand 40
Trizeps-Kick mit Basketball 41
Trizeps-Dip 42
Brustpresse mit Fitnessband 43
Liegestütz „bergab" 44
Bizepscurl mit Handtuch 45
One-Hand-Press 46
Truckdriver einbeinig 47

Übungen für die Bauchmuskulatur 48
Bergsteiger 48
Crunch auf dem Gymnastikball 49
Body-Press mit Gymnastikball 50
Crunch im Seitstütz 51
Body-Twist mit Basketball 52
Hip-lift mit Fitnessband 53
Seitliche Diagonale 54
Crunch mit Ballwurf 55
Russian Twist 56

Handtuchziehen diagonal	57
Kletter-Crunch	58
Beinscheren im Crunch	59

Übungen für die Rückenmuskulatur **60**

Rumpfbeuge mit Fitnessband	60
Kreuzheben mit Reisetasche	61
Rumpfdrehen mit Basketball	62
Seitshift mit Fitnessband	63
Rumpfheben auf dem Gymnastikball	64
Kniestand mit Gymnastikball	65
Standwaage auf dem Handtuch	66
Powerzug aus der Kniebeuge	67
Beinheben auf dem Gymnastikball	68
Rudern mit Reisetasche	69
Schwimmer	70
Rumpfdrehen in Vorbeuge	71

Übungen für die Bein- und Gesäßmuskulatur **72**

Kniebeuge mit Reisetasche	72
Kniebeuge im Ausfallschritt	73
Seitschritt mit Reisetasche	74
Ausfallschritt mit Seitbeugen	75
Hüftstrecker im Sitz	76
Beincurl auf dem Gymnastikball	77
Einbeinige Kniebeuge	78
Running im Seitstütz	79
Diagonale im Stand	80
Squat-Jump mit Basketball	81
Schulterbrücke auf dem Basketball	82
Beinscheren auf dem Gymnastikball	83

Übungen für den gesamten Körper **84**

Planke diagonal	84
Querschläger mit Basketball	85
Rudern in der Standwaage	86
Crossover-Liegestütz	87
Burpee	88
Schwebekick	89
Flieger im Seitstütz	90
Power-Squat mit Fitnessband	91
Bein-Crunch auf dem Gymnastikball	92
Wechselsprünge mit Reisetasche	93
Beinheben im Stütz	94
Einarmiger Seitstütz	95

Dehnübungen **96**

Dehnen der Oberschenkelvorderseite	96
Dehnen der Gesäßmuskulatur und des Piriformis-Muskels	97
Dehnen der Rückenmuskulatur	98
Dehnen der Wadenmuskulatur	99
Dehnen der Beinrückseite	100
Dehnen der Beininnenseite	101
Dehnen der Schultermuskulatur	102
Dehnen der Brustmuskulatur	103
Dehnen der oberen Rückenmuskulatur	104
Dehnen des Trizeps und der Körperrückseite	105

Trainingsprogramme **106**

Alle Programme auf einen Blick	109
Bauch, Beine, Po	110
Starker Rücken	114
Allround-Programm	118
Cardio-Fit	121
Definierte Arme	125

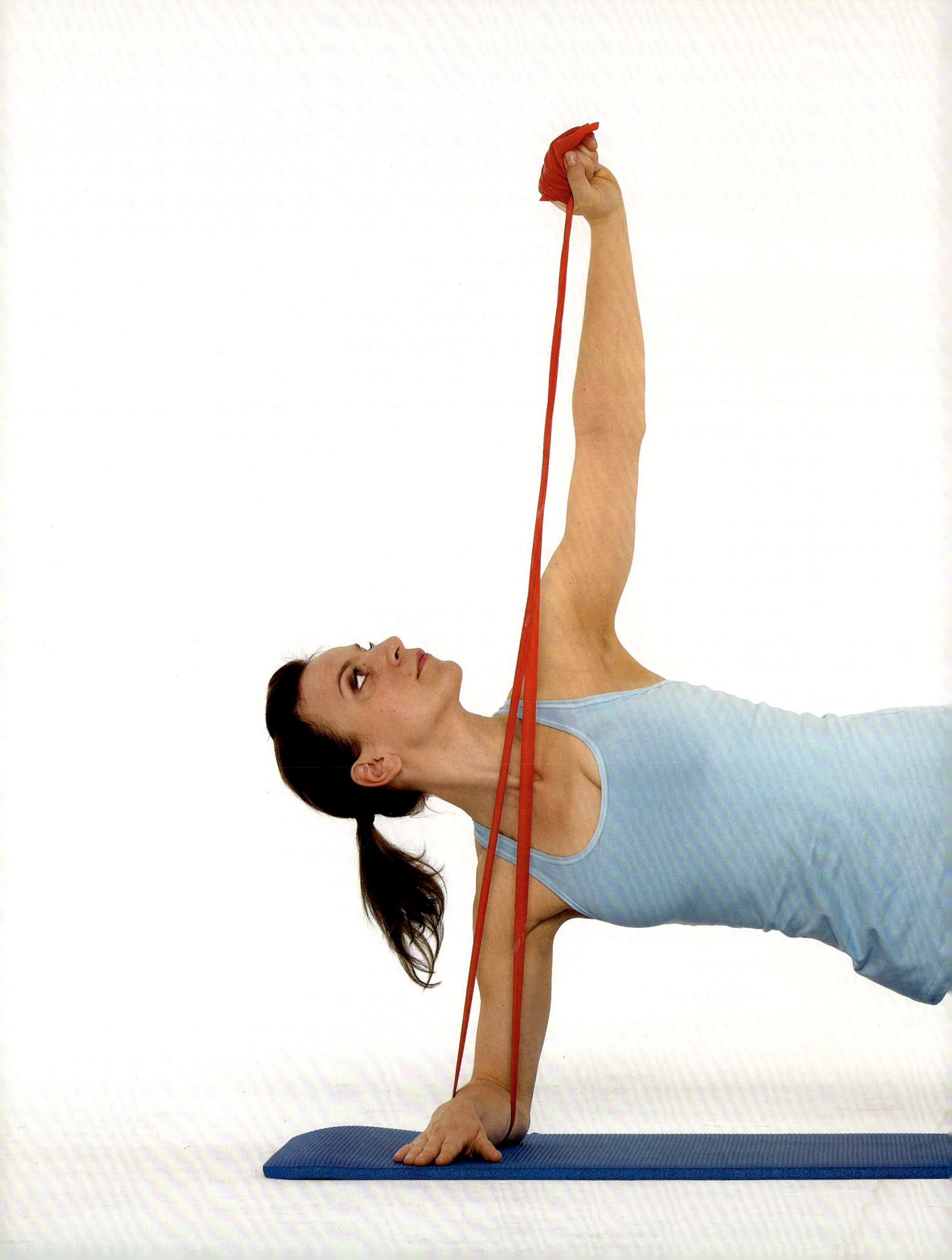

Functional Training – eine Einführung

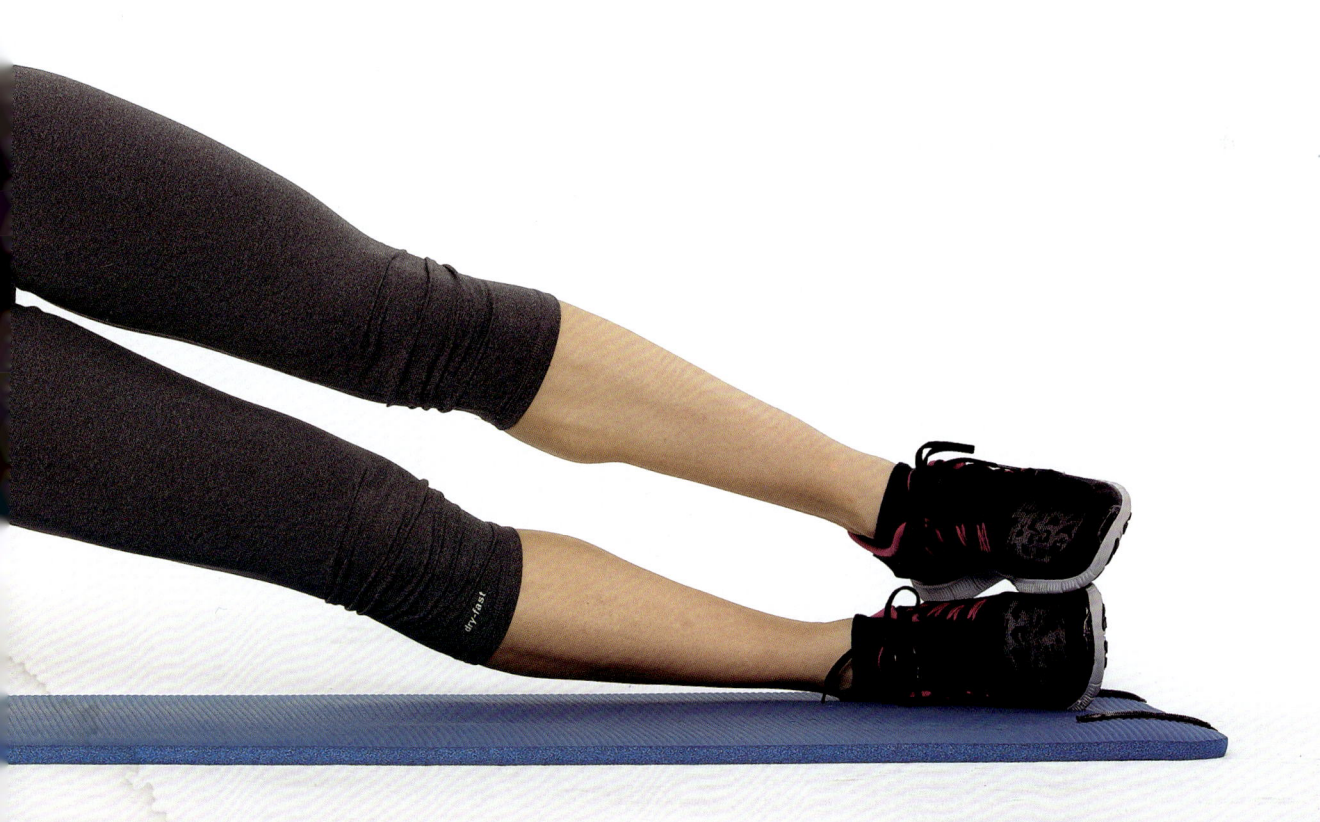

Functional Training – eine Einführung

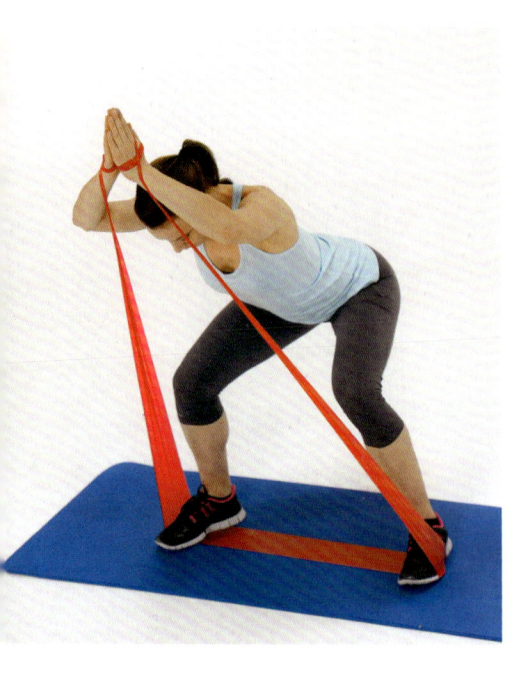

Das Grundprinzip

Stellen Sie sich einmal vor, Sie könnten mit nur einer Übung den gesamten Körper fordern. Viel mehr noch, Sie würden damit sogar Ihren Körper so beanspruchen, dass es seiner Funktion im Alltag gleichkommt. Sie würden damit also auch bei alltäglichen Belastungen, wie z. B. dem Heben einer Wasserkiste, davon profitieren, oder nicht gleich Ihren jungen, vor Kraft strotzenden Nachbarn rufen müssen, wenn Ihr neuer Sessel geliefert wird. Für diesen Fall sollten in Ihrem Training in Zukunft einfach mehr Kniebeugen auftauchen, damit Sie sich beim Heben schwerer Lasten auf Ihre Beinkraft verlassen können anstatt Ihren Rücken ungünstig zu belasten. Dieses Trainingsprinzip ist so simpel wie effektiv. Wenn Sie zusammen mit der Kniebeuge auch noch Ihren Bizeps trainieren, definieren und kräftigen Sie Ihre Oberarme – et voilà, schon trainieren Sie funktionell und sind den Herausforderungen des Alltags körperlich gewachsen. Gleichzeitig nimmt Ihr Traumkörper dabei immer mehr Form an.

Funktionelles Training bietet aber noch vielmehr als das. Es ist ein cleveres Muskeltraining mit dem eigenen Körpergewicht – unter Zuhilfenahme des ein oder anderen Trainingsgerätes. Es ist sehr kostengünstig, spart Zeit und ist dennoch enorm effektiv.

Funktionelles Training bedeutet im Klartext, den Muskel zweckmäßig im Training zu nutzen. Dabei sind Mobilität und Stabilität zwei wichtige und gleichbedeutende Ausgangspunkte. Beide sind Voraussetzung für eine gesunde und effiziente Bewegungsausführung. „Mobilität" bedeutet in diesem Zusammenhang die Fähigkeit zur Muskeldehnung und der Gelenkbeweglichkeit. „Stabilität" bedeutet, Kraft und Bewegung zu kontrollieren. Bei praktisch jeder der Übungen in diesem Buch sind Sie selbst für die Stabilität des Ablaufs verantwortlich. Das schafft die Basis für eine gute Körperspannung und vor allem eine bewusste Körper- bzw. Bewegungswahrnehmung. Beides ist heute vielen Menschen durch die oft fehlende Bewegung im Alltag verlorengegangen und wird auch bei einem „normalen" Fitnesstraining nicht geschult. So auch bei dem traditionellen Training an Kraftmaschinen: Man lässt sich von den Geräten führen und trainiert mit den einzelnen Übungen meist nur eine spezielle Muskelgruppe auf isolierte Weise. Was durchaus seine Berechtigung hat und in keinerlei Hinsicht verkehrt ist – jedoch nicht funktionell. Im funktionellen Training beansprucht die Komplexität der Bewegungsabläufe immer gleich mehrere Muskeln und Gelenke. Folglich ist mehr Muskulatur aktiv und der Energieverbrauch deutlich höher; die Bewegungsabläufe der Muskeln entsprechen deren natürlicher Funktion. Letztlich sind beide Trainingsmethoden wertvoll, die Mischung macht's!

Trainingsgeräte und Übungen

Bei näherer Betrachtung werden Ihnen einige Übungen wohlbekannt erscheinen. Womöglich werden Erinnerungen an Schulsport- oder Vereinszeiten geweckt. Aber keine Angst, unsere Übungen und der Einsatz verschiedener Trainingsgeräte werden die unschönen Bilder der sportlichen (oder unsportlichen) Vergangenheit garantiert schnell verblassen lassen!

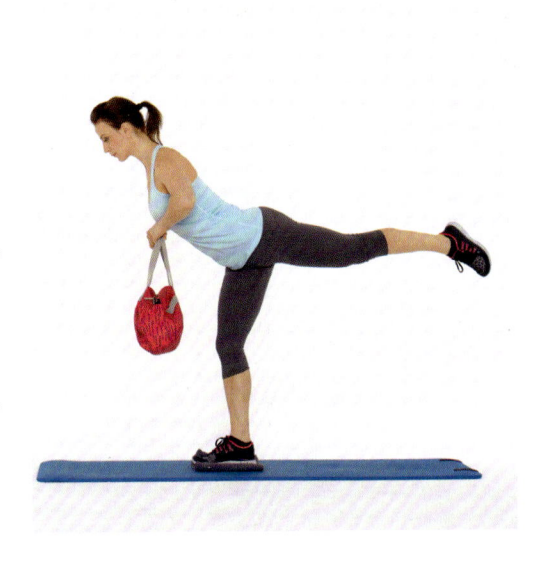

Theoretisch lässt sich der Körper natürlich ausgezeichnet mit dem Eigengewicht trainieren. Aber spannender und koordinativ anspruchsvoller wird es definitiv mit unterschiedlichen Trainingsmitteln. Dabei ist kein überteuertes Equipment nötig, sondern es genügt all das, was sich in jedem Haushalt finden lässt oder aber in der Anschaffung nicht mehr kostet als ein Burger-Menü – und dabei zweifelsohne die langfristig klügere Investition ist ...

Die Geräte, die für die Übungen in diesem Buch verwendet werden, sind folgende:

- ein einfaches Handtuch,
- eine gut gefüllte Reisetasche (kein Scherz!),
- das sehr vielseitig einsetzbare Fitnessband,
- ein Basket- oder Medizinball,
- ein großer Gymnastikball,
- eine Gymnastikmatte.

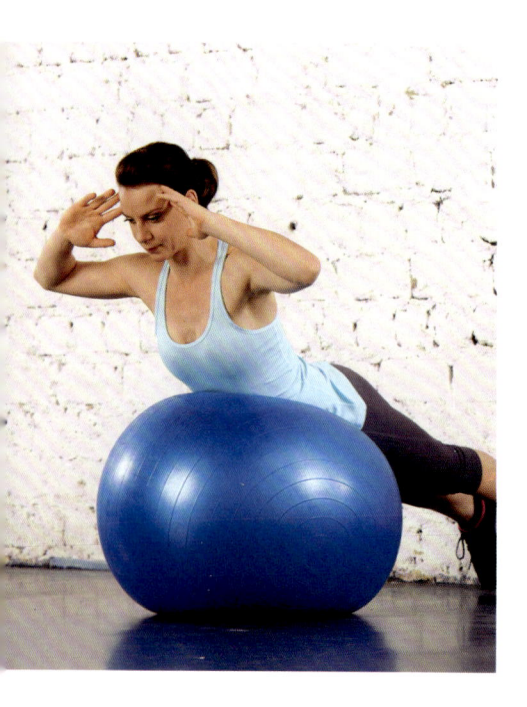

Jedes Gerät wird in Handhabung und Materialbeschaffung noch einmal ausführlich erläutert und erklärt (siehe S. 14 ff.).

Die in diesem Buch vorgestellten Übungen sind nach den großen Muskelgruppen unterteilt. Der Übungsteil beginnt mit den Aufwärmübungen. An das Warm-up schließen sich jeweils 12 Übungen zu den folgenden Bereichen an:

- Brust-, Arm- und Schultermuskulatur
- Bauchmuskulatur
- Rückenmuskulatur
- Bein- und Gesäßmuskulatur
- gesamter Körper

Der Übungsteil schließt mit einem Dehnprogramm. Sie können nach Belieben alle Übungen innerhalb eines Bereichs durchführen oder Ihre Lieblingsübungen aus allen Muskelgruppen zu einem Komplettprogramm zusammenstellen. Das Aufwärmen und das Dehnen sind unverzichtbare Bestandteile jedes Trainings. Führen Sie nur ein kurzes Übungsprogramm innerhalb einer Muskelgruppe durch, reichen zwei Aufwärmübungen aus. Am Beginn jedes Übungsteils sind dafür geeignete Übungen angegeben.

Zu jeder einzelnen Übung werden Ausgangsposition und Übungsausführung genau beschrieben und mit großen Schritt-für-Schritt-Fotos dargestellt. Außerdem ist zu jeder Übung angegeben, wie viele Wiederholungen auszuführen sind, welches Material notwendig ist und welche Muskelgruppen besonders trainiert werden. Diese Angaben sind mit folgenden Symbolen gekennzeichnet:

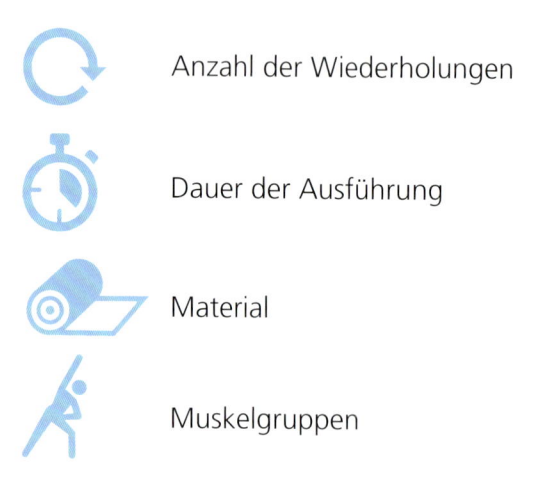

Anzahl der Wiederholungen

Dauer der Ausführung

Material

Muskelgruppen

FUNCTIONAL TRAINING – EINE EINFÜHRUNG

Sie können sich aus den vorgestellten Übungen ein individuelles Programm zusammenstellen, je nach zur Verfügung stehender Zeit und Ihren Trainingszielen. Wenn Sie eine Trainingsbegleitung wünschen oder es Ihnen zu mühsam ist, einzelne Übungen auszuwählen oder Sie noch nicht genau abschätzen können, welche Übungen sich gut ergänzen etc., können Sie sich aber auch eines oder mehrere der Komplett-Programme aussuchen, die Sie am Anschluss an den Übungsteil finden (S. 106 ff.). Wir haben dort 5 Trainingsprogramme unterschiedlicher Ausrichtungen mit genau aufeinander abgestimmten Einzelübungen zusammengestellt. Diese Trainingsprogramme werden außerdem in Echtzeit auf der beiliegenden DVD gezeigt.

Bevor es mit dem Training losgehen kann, ist es notwendig, die eigenen körperlichen Schwächen zu kennen. Deshalb haben wir dem Übungsteil einen Fitness-Check (S. 17–23) vorangestellt, der aus sieben Testübungen besteht. Mithilfe dieser Übungen können Sie ungefähr einschätzen, wie es um Ihre Fitness steht und welche Schwerpunkte Sie bei Ihrem zukünftigen Training setzen sollten.

> **Die aufeinander abgestimmten Komplettprogramme**
> - Bauch, Beine, Po
> - Starker Rücken
> - Allround-Programm
> - Cardio-Fit
> - Definierte Arme
>
> finden Sie auf den Seiten 109 bis 127 – und auf der beiliegenden DVD!

Trainingsprinzipien in Kürze

Damit Sie eigenständig Ihr Training gestalten und steuern können, ist es hilfreich, ein paar Grundsätze zu beachten. Wir stellen Ihnen hier fünf wichtige Prinzipien vor, mit denen Sie Ihre Leistungsfähigkeit individuell, kontinuierlich und moderat steigern können. Wichtig: Wir gehen dabei von einem gesunden, unverletzten Körper aus. Bei vorhandenen Krankheiten, Verletzungen o. Ä. sollten Sie vor der Ausübung der Übungen oder Trainingsprogramme Rücksprache mit einem Arzt oder Physiotherapeuten halten.

Trainingsintensität

Die Intensität eines Trainings richtet sich in erster Linie nach dem Trainingszustand, also Ihrem Fitnesslevel. Zu jeder der hier vorgestellten Übungen ist eine Wiederholungszahl angegeben. Als Anfänger müssen Sie nicht direkt alle Wiederholungen durchführen. Machen Sie zunächst nur so viele Wiederholungen, wie Sie schaffen, ohne dabei in Atemnot zu geraten oder das Gefühl zu bekommen, dass der Muskel gleich platzt. Im funktionellen Training liegt der Fokus immer auf einer korrekten Bewegungsausführung, das sollte immer das wichtigste Ziel sein. Also führen Sie lieber ein paar Wiederholungen weniger aus und nehmen sich dafür mehr Zeit für eine saubere Technik. Es müssen auch nicht alle Übungen eines Bereichs durchgeführt werden. Das gilt insbesondere für das Aufwärmtraining zu Beginn. Hier können Sie alle Übungen durchführen, wenn Sie ein kurzes und effektives Cardio-Training zum Ziel haben, aber für ein einfaches Aufwärmen müssen nicht alle Übungen absolviert werden – in diesem Fall können Sie sich Ihre Lieblingsübungen aussuchen, das steigert auch die Motivation. Sie sehen, auch die Zielsetzung des Trainings spielt eine große Rolle. Zur Inspiration und als Hilfestellung zu Beginn sind daher die Trainingsprogramme (S. 106 ff.) empfehlenswert.

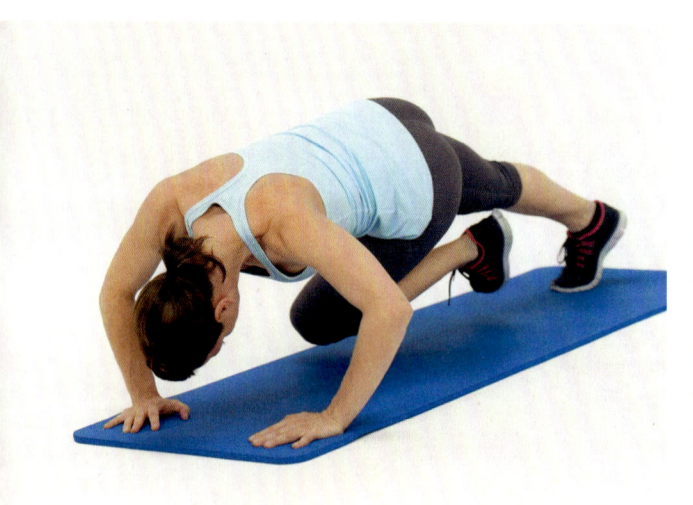

Trainingsdauer und -umfang

Die Dauer einer Trainingseinheit darf auch variieren und hängt letztlich vom eigenen Zeitmanagement ab. Ein klarer Vorteil des funktionellen Trainings liegt darin, immer und überall trainieren zu können. Dabei ist jedes Training sinnvoll, egal ob es 5, 15 oder 60 Minuten dauert. Die Komplettprogramme am Ende des Buches haben eine Länge von je ca. 10 bis 20 Minuten. Zu den einzelnen Übungen wird stets eine Wiederholungszahl bzw. eine Zeiteinheit angegeben. Dies entspricht jeweils einem Trainingssatz. Wie viele Sätze Sie durchführen, entscheiden Sie nach Ihrem Fitnessstand und der Ihnen zur Verfügung stehenden Zeit. Generell sollten Sie jedoch nicht mehr als 3 Sätze pro Übung absolvieren.

Ein Beispiel: Sie suchen sich für Ihr Training 5 Übungen aus. Jede Übung absolvieren Sie mit der angegebenen Wiederholungszahl, jeweils mit 3 Sätzen. So kommen Sie auf ein etwa 15-minütiges vollwertiges Training. Wichtig ist, dass Sie zwischen den Sätzen ca. 30 Sekunden pausieren. Dadurch kann sich zum einen die beanspruchte Muskulatur kurzzeitig erholen und zum anderen die Konzentration nachher wieder voll aufgenommen werden. So wird sichergestellt, dass die Übung sauber, korrekt und effizient ausgeführt wird.

Trainingsreiz

Ob ein Training langfristig effektiv ist, hängt größtenteils von der Stärke des Reizes ab. Man trainiert an seinem Ziel in jedem Fall vorbei, wenn man Wochen, Monate oder sogar Jahre lang immer nur das Gleiche praktiziert. Wenn Sie z. B. ständig auf die gleiche Art und Weise mit der gleichen Intensität und stets 30 Minuten auf Ihrem Hometrainer strampeln oder locker 10 Liegestütze schaffen, aber nie mehr versucht haben, steigt der Reiz nicht. Der Körper freut sich natürlich über die Bewegung, keine Frage. Aber das Muskelwachstum oder die Ausdauerleistung stagniert, weil der Reiz für den Muskel oder das Herz-Kreislauf-System einfach zu schwach ist. Sie können immer wieder andere Reize setzen und den Körper aufs Neue fordern, wenn Sie z. B. die Übungsausführung variieren, die Wiederholungszahl oder das Gewicht bzw. die Stärke des Gerätes erhöhen. Wichtig ist, DASS Sie den Trainingsreiz sukzessiv steigern, sonst wird es nichts mit Ihrem Sixpack!

Trainingshäufigkeit

Die einzelnen Trainingsreize sollten, auf einen bestimmten Zeitraum betrachtet, nicht zu häufig oder in zu kurzen bzw. langen Abständen erfolgen. Ein einmaliges Training wöchentlich ist dauerhaft definitiv zu wenig. Damit kann bestenfalls das Trainingsniveau über einen kurzen Zeitraum gehalten werden, wenn Sie beispielsweise 14 Tage im Urlaub sind. Empfehlenswert sind 2 bis 4 Trainingseinheiten in der Woche. Dabei müssen Sie nicht stundenlang trainieren, auch 10 Minuten können bereits effektiv sein. Ein sogenanntes Übertraining kann im Gegenteil eher schädlich sein. Ein Anfänger sollte auf keinen Fall mehr als 4 Trainingseinheiten pro Woche durchführen. Auch ein Fortgeschrittener sollte es nicht übertreiben und damit eine Überlastung oder Verletzung riskieren, die möglicherweise in eine lange Trainingspause führt oder gar bleibende Schäden hinterlässt.

Erholung und Regeneration

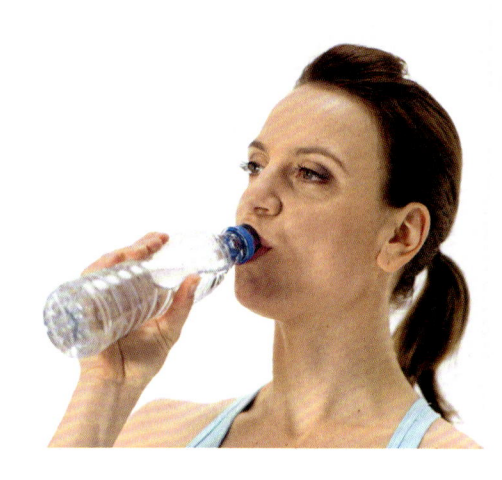

Aber nicht nur die richtige Art der Belastung ist an dieser Stelle wichtig, gleichbedeutend ist zudem die sogenannte Erholungsphase, die den Zeitraum zwischen den Trainingseinheiten meint. Fehlt diese Phase oder ist sie zu kurz, hat der Körper keine Gelegenheit zu regenerieren. Selbst wenn Sie nach dem Training keinen Muskelkater verspüren, hat der Körper trotzdem so viel Muskelarbeit geleistet, dass verschiedene Regenerationsprozesse in Gang gesetzt werden müssen. Dazu gehören verschiedene „Reparaturarbeiten", die zu einer gesteigerten Leistung im nächsten Training führen. Nach einem mittelmäßig anstrengenden Training ist mindestens 1 Tag Pause ratsam – zumindest, bevor die gleiche Muskelgruppe erneut trainiert wird. Aber es ist durchaus ein gesplittetes Training möglich: Wenn Sie an einem Tag speziell die Beinmuskulatur trainiert haben, können Sie am nächsten Tag durchaus ein Training für die Rumpf- oder Armmuskulatur absolvieren.

Zieht jedoch ein sehr anstrengendes Training einen regelrechten Muskelschmerz nach sich, dann war das Training zu hart, so hart, dass der Muskel Schaden in den kleinsten Strukturen genommen hat. Jetzt ist eine Trainingspause von mehreren Tagen notwendig.

Auch ausreichend Schlaf sowie genügend Flüssigkeit und die richtige Ernährung spielt hier eine wichtige Rolle und hat viel Einfluss auf die Regenerationsfähigkeit des Körpers.

Die Trainingsgeräte

Ein funktionelles Training lässt sich hervorragend mit dem eigenen Körpergewicht absolvieren. Dennoch können Sie unter Umständen Ihre Muskulatur stärker fordern und Ihre Koordination und Konzentration fördern, wenn Sie in den Übungen ein weiteres Gerät beherrschen und kontrollieren müssen. Alle hier vorgestellten Geräte sind in der Anschaffung kostengünstig und sehr praktikabel.

Fitnessband

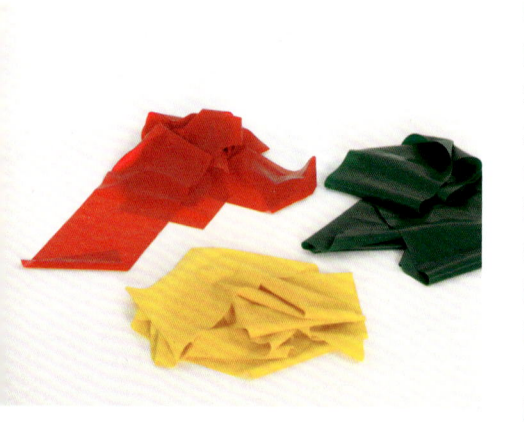

Das Latexband ist ein sehr praktisches Trainingsgerät. Es ist leicht und passt in wirklich jede Tasche. Es trainiert den ganzen Körper und passt sich dabei der individuellen Kraftfähigkeit an. Das heißt, je stärker man zieht oder drückt, desto schwerer wird es. Dabei schont es die Gelenke und beugt damit Verletzungen vor. Es findet von der Rehabilitation bis in den Spitzensport in vielen Bereichen Verwendung, weil es so vielseitig einsetzbar ist. Mit dem Fitnessband können insbesondere Kraft, Flexibilität und Koordination effektiv trainiert werden. Das Fitnessband ist je nach Farbe unterschiedlich stark, d. h. der Kraftaufwand, der nötig ist, um das Band zu dehnen, ist unterschiedlich hoch. Die Farb-Intensitäts-Zuordnung variiert leider je nach Hersteller, Sie sollten sich daher vor dem Kauf über die unterschiedlichen Stärken informieren. Für Frauen ist entweder eine leichte oder mittlere Stufe empfehlenswert, für Männer eine höhere Stufe. Profis unter Ihnen können auch direkt mit der höchsten Stufe (oft in der Farbe Schwarz) beginnen. Beim Umgang mit dem Fitnessband ist vor allem Vorsicht vor scharfkantigen, spitzen Gegenständen oder langen Fingernägeln angeraten. Sie sollten das Band vor jedem Gebrauch auch auf Risse oder Löcher prüfen, damit es nicht zu Verletzungen kommt. Das Band regelmäßig mit etwas Wasser und Seife abwaschen und anschließend gut trocknen lassen. Nach dem Training immer aufrollen – dabei aber stets darauf achten, dass das Band trocken ist.

Gymnastikball

Der Gymnastikball ist sehr einfach in der Handhabung und erreicht dabei besonders viele Anteile der Muskulatur. Das Training mit dem Ball verbessert in jeder Übung die körperliche Balance. Dadurch erfährt der Körper ein umfassenderes Training als ohne Ball. Nahezu jede Übung ist auf oder mit dem Ball durchführbar. Wenn Sie beispielsweise einen herkömmlichen Liegestütz auf dem Ball praktizieren, werden Sie spüren, dass neben den hauptsächlichen Zielmuskeln in Brust und Arm, auch die stabilisierende Rumpfmuskulatur eingesetzt wird. Weil der Ball sich ständig mitbewegt, wird ein Muskel nie isoliert trainiert, sondern gleich mehrere Muskelketten mit einbezogen. Das hat eine Steigerung von Mobilität und Stabilität zur Folge. Der Ball ist also ein optimales Sportgerät für Ihr funktionelles Training.

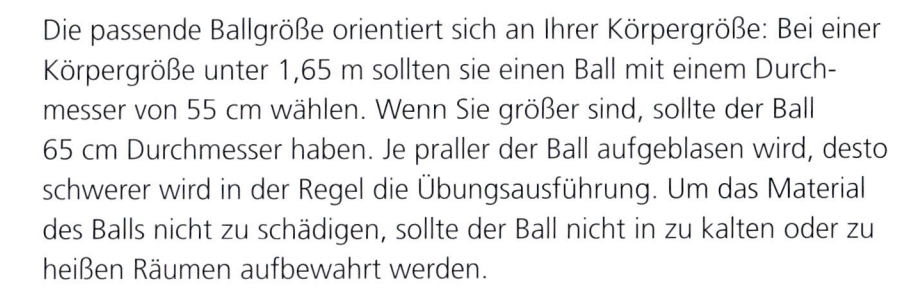

Die passende Ballgröße orientiert sich an Ihrer Körpergröße: Bei einer Körpergröße unter 1,65 m sollten sie einen Ball mit einem Durchmesser von 55 cm wählen. Wenn Sie größer sind, sollte der Ball 65 cm Durchmesser haben. Je praller der Ball aufgeblasen wird, desto schwerer wird in der Regel die Übungsausführung. Um das Material des Balls nicht zu schädigen, sollte der Ball nicht in zu kalten oder zu heißen Räumen aufbewahrt werden.

Basketball oder Medizinball

Das Training mit einem handlichen Basketball bereichert durch eine veränderte und meist präzisere Bewegungsausführung. Wenn Sie die Wahl haben, sollten Sie jedoch den Basketball ab und zu durch einen Medizinball ersetzen. Dieser ist schwerer als der Basketball und erfordert – und erzeugt – daher mehr Muskelkraft. Alle Übungen in diesem Buch, die mit dem Basketball vorgestellt werden, sind grundsätzlich auch mit dem Medizinball durchführbar; eventuell sollte dann die Wiederholungszahl herabgesetzt werden.

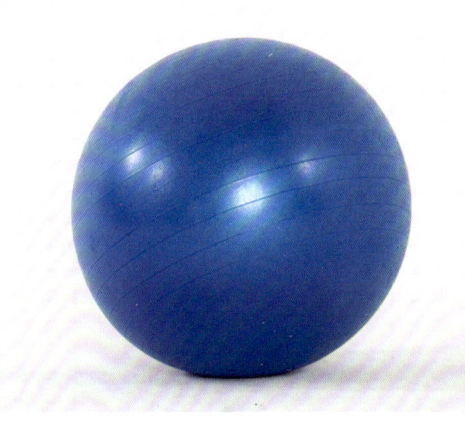

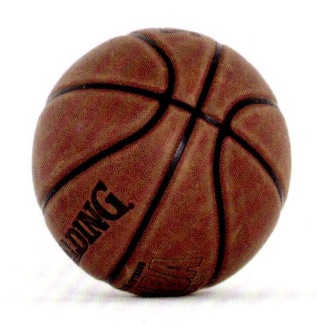

Der Ball wird in den einzelnen Übungen zum Teil ganz „ursprünglich" eingesetzt, z. B. in Form von Wurfbewegungen. Zum Teil erfährt er auch einen eher unkonventionellen Gebrauch, beispielsweise bei verschieden Stützvarianten auf dem Ball. Dieser Einsatz erfordert ein hohes koordinatives Feingefühl und erreicht damit letzten Endes wieder mehr Muskulatur.

Reisetasche

Mit einer gepackten Reisetasche können Sie nicht nur fluchtartig das Haus verlassen, sondern auch Trainingsreize variieren und die Muskulatur neu herausfordern. Die Reisetasche ersetzt hierbei den viel kostenintensiveren Sandbag. Das Prinzip ist einfach: Während der Übungsausführung rutscht der Inhalt bzw. der Sand in der Tasche hin und her, so dass der Körper auf das instabile Gewicht reagieren muss. Dadurch werden viele Muskelgruppen gleichzeitig erreicht und vor allem die Körperstabilität deutlich verbessert.

Wählen Sie eine möglichst lange, schmale oder schlauchförmige Tasche. In die Tasche können Sie spezielle Sandsäcke (zu je 5 Kilogramm) packen oder aber ganz einfach auch gefüllte Wasserflaschen. Für Frauen ist ein Einstiegsgewicht von 4 bis 6 Kilogramm zu empfehlen, für Männer ein Einstiegsgewicht von 10 bis 12 Kilogramm. Wichtig ist, dass Sie die Reisetasche keinesfalls zu voll packen – der Inhalt muss sich bewegen können.

Handtuch

Das Handtuch wird in den hier vorgestellten Übungen sowohl als Widerstand, als auch als instabiler Untergrund verwendet. Sie werden merken, dass Muskulatur und Gleichgewichtssinn anders arbeiten müssen, wenn der Boden nicht „stabil" ist. Insbesondere die Muskeln im Fuß und Bein sind dann gezwungen auszubalancieren und werden somit intensiver beansprucht. Diese Art von Training wird auch **propriozeptives** oder **sensomotorisches** Training genannt. Das bedeutet so viel wie Gleichgewichts-Stabilisationstraining. Es wird besonders häufig im physiotherapeutischen Bereich angewendet.

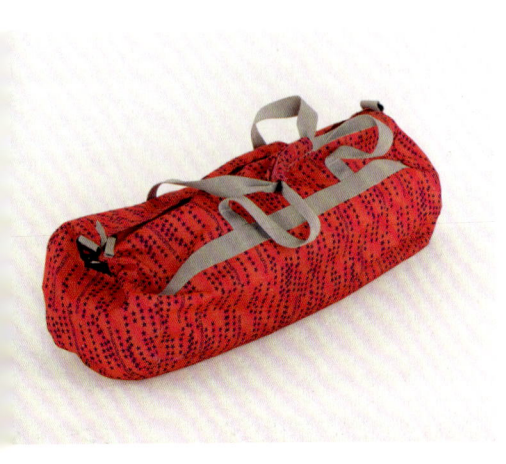

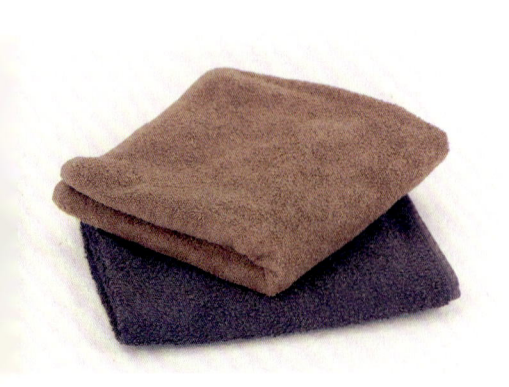

Vor dem Start: Fitness-Check

In diesem Kapitel geht es darum, Ihre Fitness zu beurteilen. Die Übungen konzentrieren sich hauptsächlich auf den Status Quo Ihrer Beweglichkeit, Kraft und Koordination. Wenn Sie die folgenden Übungen in regelmäßigen Abständen wiederholen und dokumentieren, können Sie auf ganz einfache Art und Weise die Entwicklung Ihrer Leistung überprüfen.
Wichtig: Auch vor dem Ausführen dieser Selbsttest-Übungen ist ein kurzes Aufwärmen notwendig!

Rumpfbeuge

Die Rumpfbeuge testet die Dehnfähigkeit der Muskulatur in den Beinen und im Lendenbereich.

Ausführung
- Aus dem dem aufrechten Stand nach vorn beugen und möglichst mit den Fingern den Boden berühren. Die Beine bleiben gestreckt.

Ergebnis
- Wenn Sie mit Ihren Händen nur knapp über die Knie reichen, spricht das für eine verkürzte Muskulatur in der Beinrückseite und im unteren Rücken.

Übungsempfehlung
- Skipping (S. 33), Rumfbeuge mit Fitnessband (S. 60), einfache Kniebeuge, Rumpfbeuge, Paket (Dehnübung, S. 98)

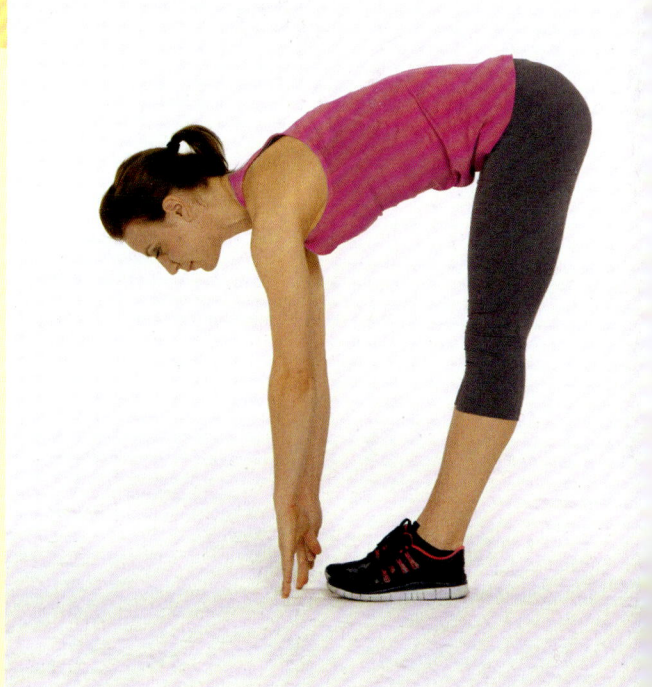

Einbeinstand

Der Stand auf einem Bein testet Ihre Koordination, insbesondere die Gleichgewichtsfähigkeit.

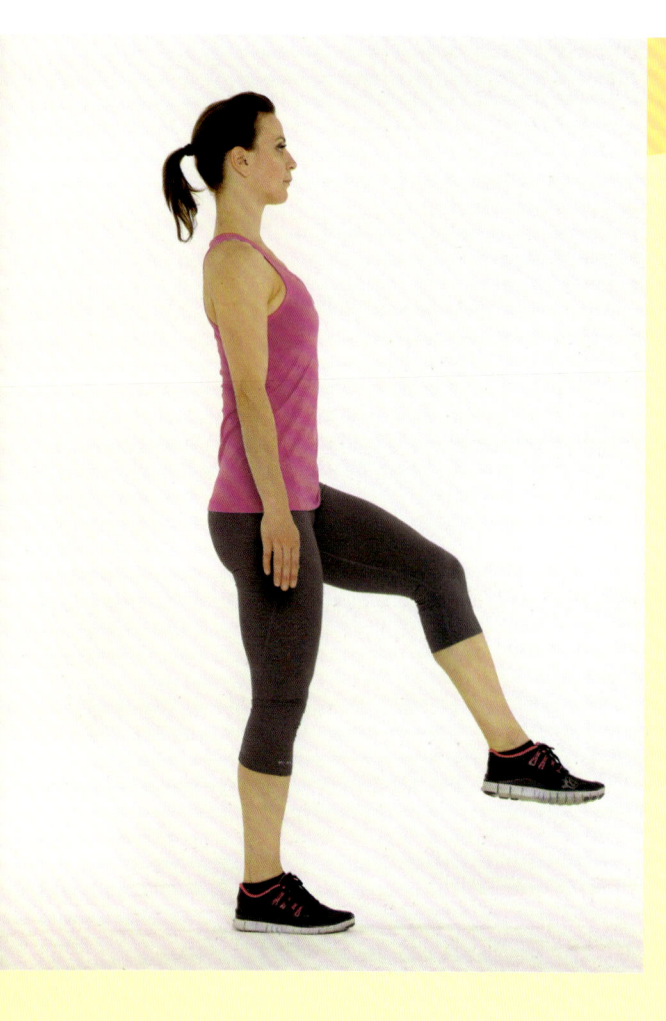

Ausführung

- Auf einem Bein stehen, ohne den Fuß abzusetzen, mindestens 30 Sekunden.

Ergebnis

- Wenn Sie keine 30 Sekunden schaffen, sollten Sie unbedingt Ihr Gleichgewicht trainieren.
- Wenn Sie die 30 Sekunden in Zukunft mit geschlossenen Augen schaffen, dann hat sich Ihre Koordination deutlich verbessert.

Übungsempfehlung

- Rumpfdrehen mit Basketball (S. 62), Truckdriver (S. 47), Einbeinige Kniebeuge (S. 78), Rudern in der Standwaage (S. 86), Querschläger (S. 85), Dehnung der Oberschenkelvorderseite (S. 96)

Wandstand

Mit dieser Übung prüfen Sie Ihre Beweglichkeit der Wirbelsäule und im Schultergelenk sowie die Dehnfähigkeit in der Brustmuskulatur.

Ausführung

- So an die Wand stellen, dass Fersen, Po, Schulterblätter und Hinterkopf möglichst gleichzeitig die Wand berühren.
- Die Arme über den Kopf strecken und die Daumen an die Wand bringen.

Ergebnis

- Wenn Sie nur den Po und die Schultern an der Wand halten können, spricht das für eine verkürzte Brustmuskulatur und eine unbewegliche Wirbelsäule.

Übungsempfehlung

- Swing mit Basketball (S. 31), Rudern mit Reisetasche (S. 69), Standwaage (S. 66), Planke diagonal (S. 92, Power-Squat mit Fitnessband (S. 89), Brustdehnung an der Wand (S. 103), Dehnung des oberen Rückens (S. 104), Schulterdehnung (S. 102)

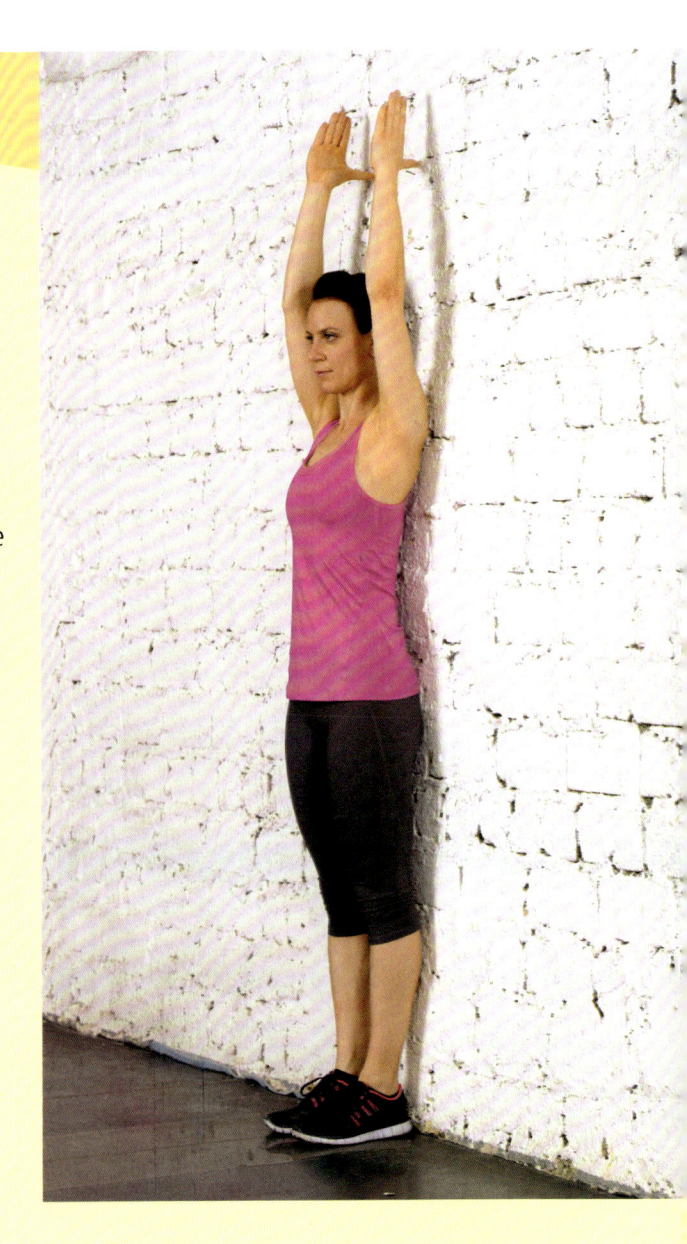

Tiefe Kniebeuge mit Stab

Bei dieser Übung können Sie Ihre Hüftmobilität und Rumpfstabilität testen.

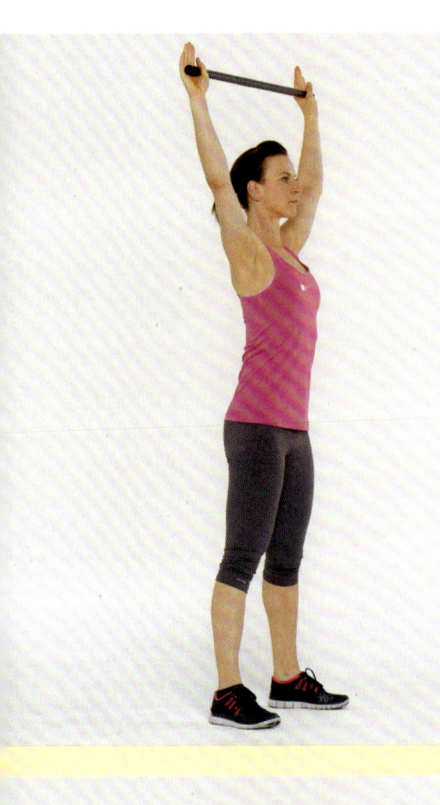

Ausführung

- Aufrechter Stand, die Füße sind parallel und hüftbreit geöffnet.
- Den Stab in beiden Händen halten, über den Kopf führen, die Arme sind gestreckt.
- Nun in eine tiefe Kniebeuge gehen.
- Den Oberkörper möglichst gerade und den Stab soweit es geht über dem Kopf halten.

Ergebnis

- Wenn sich der Oberkörper deutlich rundet und mit dem Stab nach vorn in eine „embryonal-ähnliche" Position wandert, deutet das auf eine schwache Rückenmuskulatur hin.
- Können die Fersen nicht am Boden gehalten werden, ist die Beweglichkeit im Hüftgelenk eingeschränkt.

Übungsempfehlung

- Taucher (S. 26), Schwimmer (S. 70), Rumpfdrehen in Vorbeuge (S. 71), Querschläger (S. 85), jede Variante der Kniebeuge

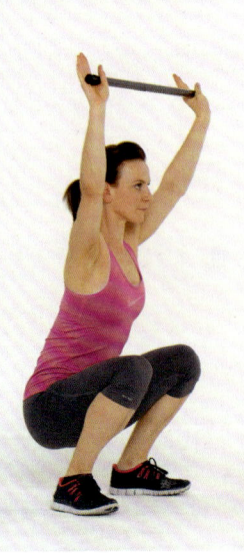

TIPP: Ein einfacher Besenstiel oder ein Nordic-Walking-Stock ist als Stab völlig ausreichend.

Einbeinaufstehen

Mit dieser Übung testen Sie das Kraftpotential in den Beinen.

Ausführung

- Aufrecht auf einen Stuhl setzen. Der Rücken ist gerade.
- Nun ohne Schwung und ohne Zuhilfenahme der Hände einbeinig aufstehen.
- Wieder hinsetzen und innerhalb von 10 Sekunden so viele Wiederholungen wie möglich ausführen.

Ergebnis

- Wenn Sie keine oder nur sehr mühsam 3 Wiederholungen schaffen, dann ist Ihre Beinmuskulatur sehr schwach ausgebildet.

Übungsempfehlung

- Skater (S. 34), alle Kniebeugen-Variationen (insbesondere die einbeinige Kniebeuge, S. 78), Wechselsprünge mit Reisetasche (S. 93)

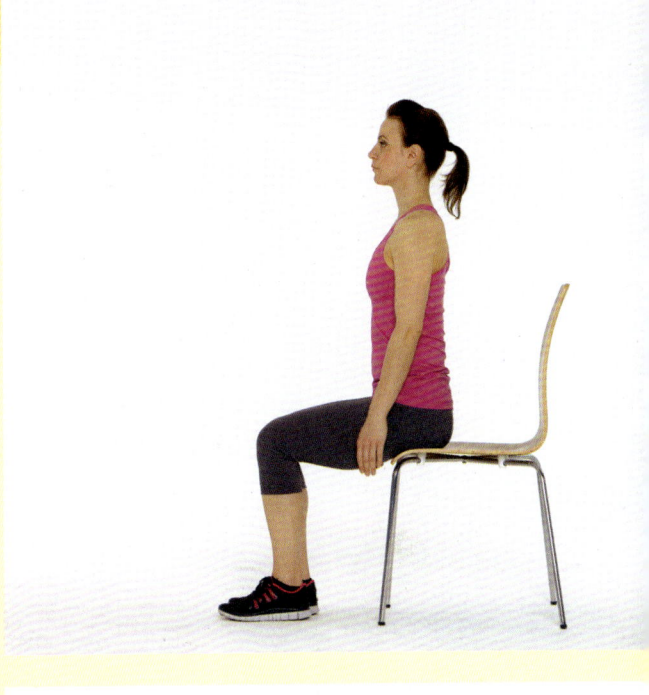

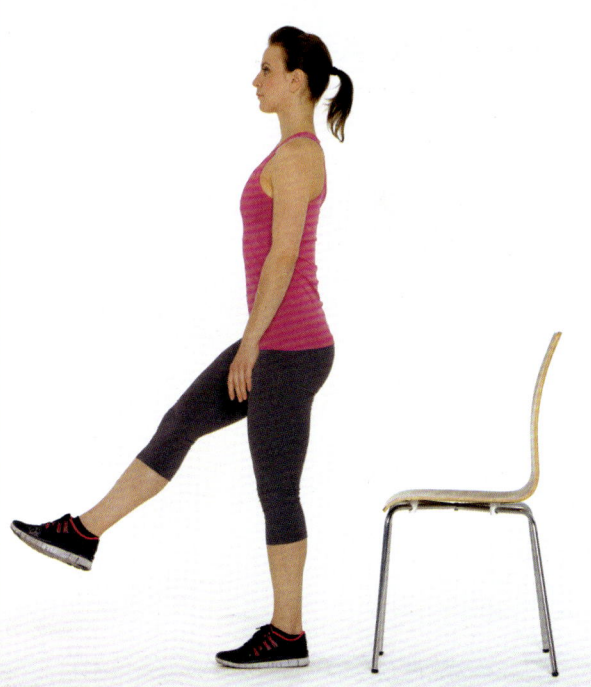

Sit-up

Hier wird Ihre Bauchmuskulatur auf den Prüfstand gestellt.

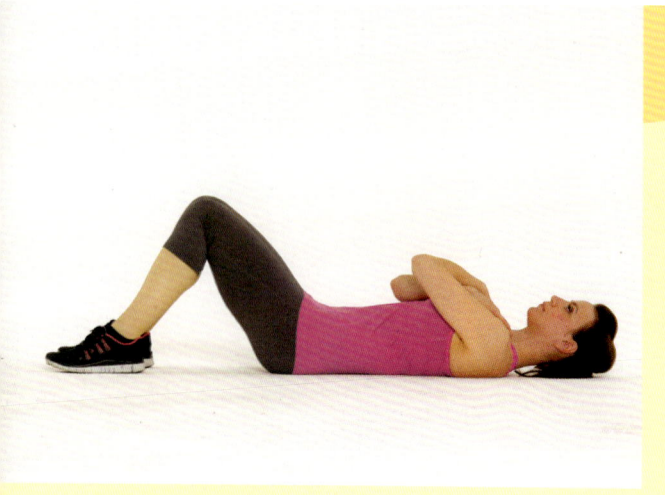

Ausführung

- Aus der Rückenlage die Beine aufstellen.
- Die Arme vor der Brust verschränken.
- Nun im Oberkörper aufrollen, ohne dass die Fersen sich vom Boden lösen.
- Innerhalb von 30 Sekunden möglichst viele Wiederholungen ausführen.

Ergebnis

- Wenn Sie kaum 5 Wiederholungen schaffen, spricht das für schwache Bauchmuskeln.

Übungsempfehlung

- Kletter-Crunch auf dem Gymnastikball (S. 92), Crunch mit Ballwurf (S. 55), Bein-Climber (S. 44), Liegestütz-Crunch auf dem Gymnastikball (S. 58)

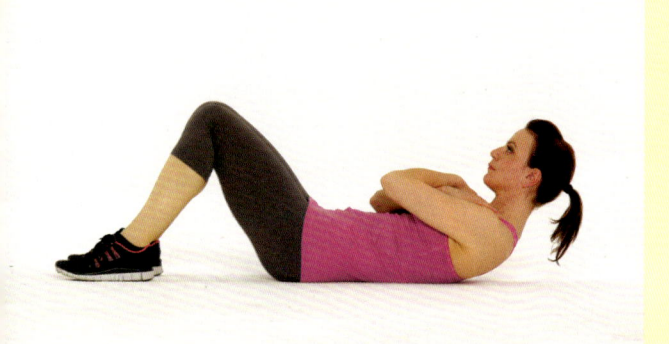

Liegestütz

Mit dem klassischen Liegestütz können Sie Ihre Kraftfähigkeit in den Schultern, der Brust und den Armen testen.

Ausführung

- In die Liegestützposition gehen.
- Die Hände schulterbreit aufsetzen.
- Die Arme beugen und wieder strecken.
- Darauf konzentrieren, dass die Liegestütze sauber ausgeführt werden. Den Rücken also gerade halten und den Bauchnabel tief nach innen ziehen.

Ergebnis

- Wenn Sie weniger als 5 Liegestütze (als Frau) bzw. weniger als 10 Liegestütze (als Mann) schaffen, sollte ein Schwerpunkt Ihres Trainings auf dem Oberkörper, speziell auf der Arm-, Brust- und Schultermuskulatur, liegen.

Übungsempfehlung

- alle Liegestützvarianten

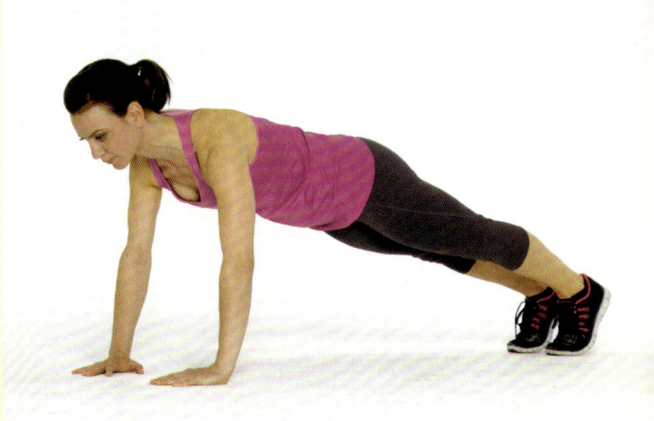

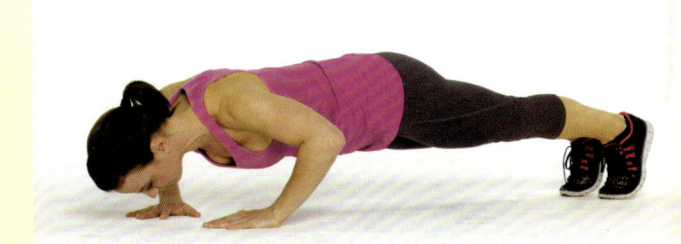

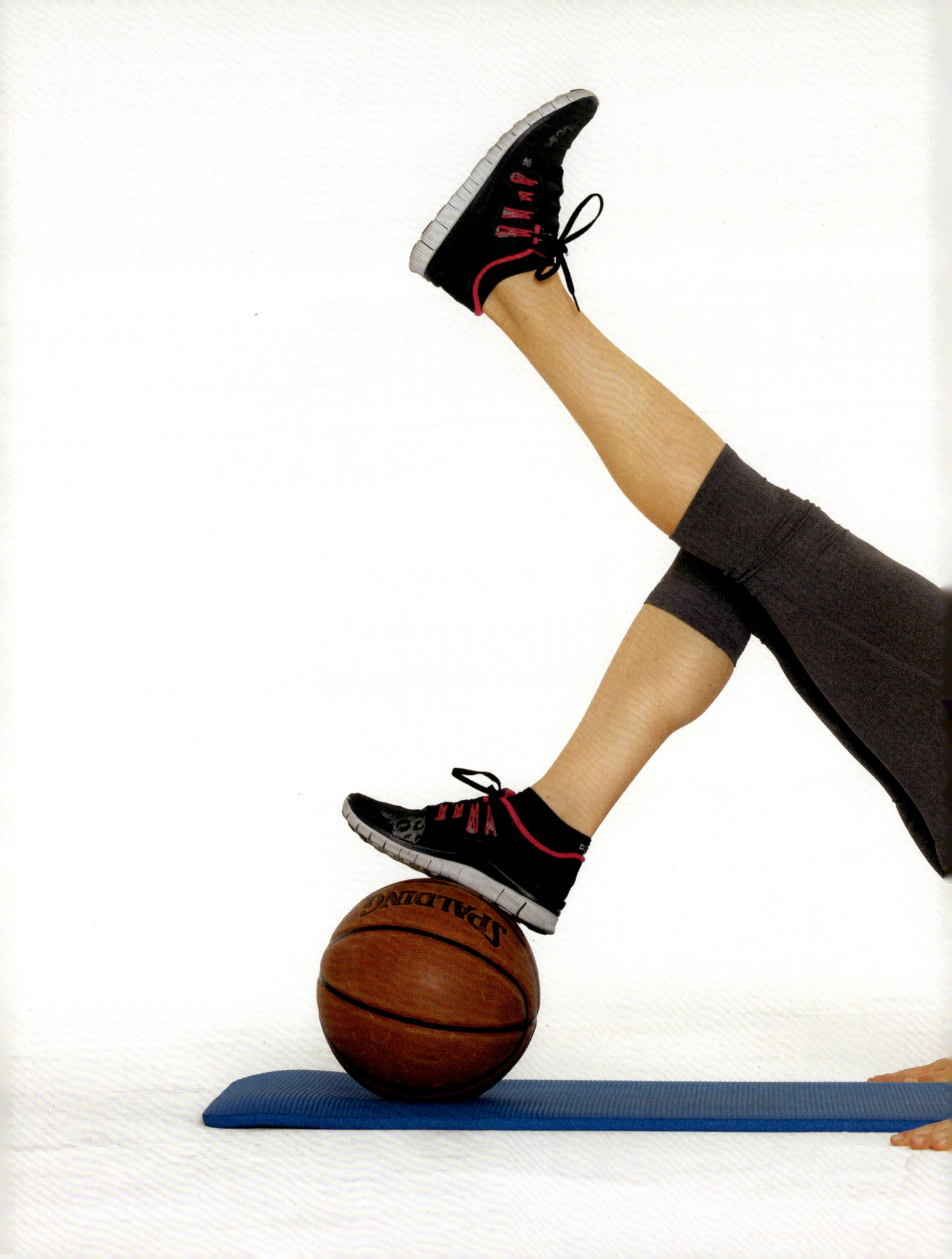

» Die Übungen

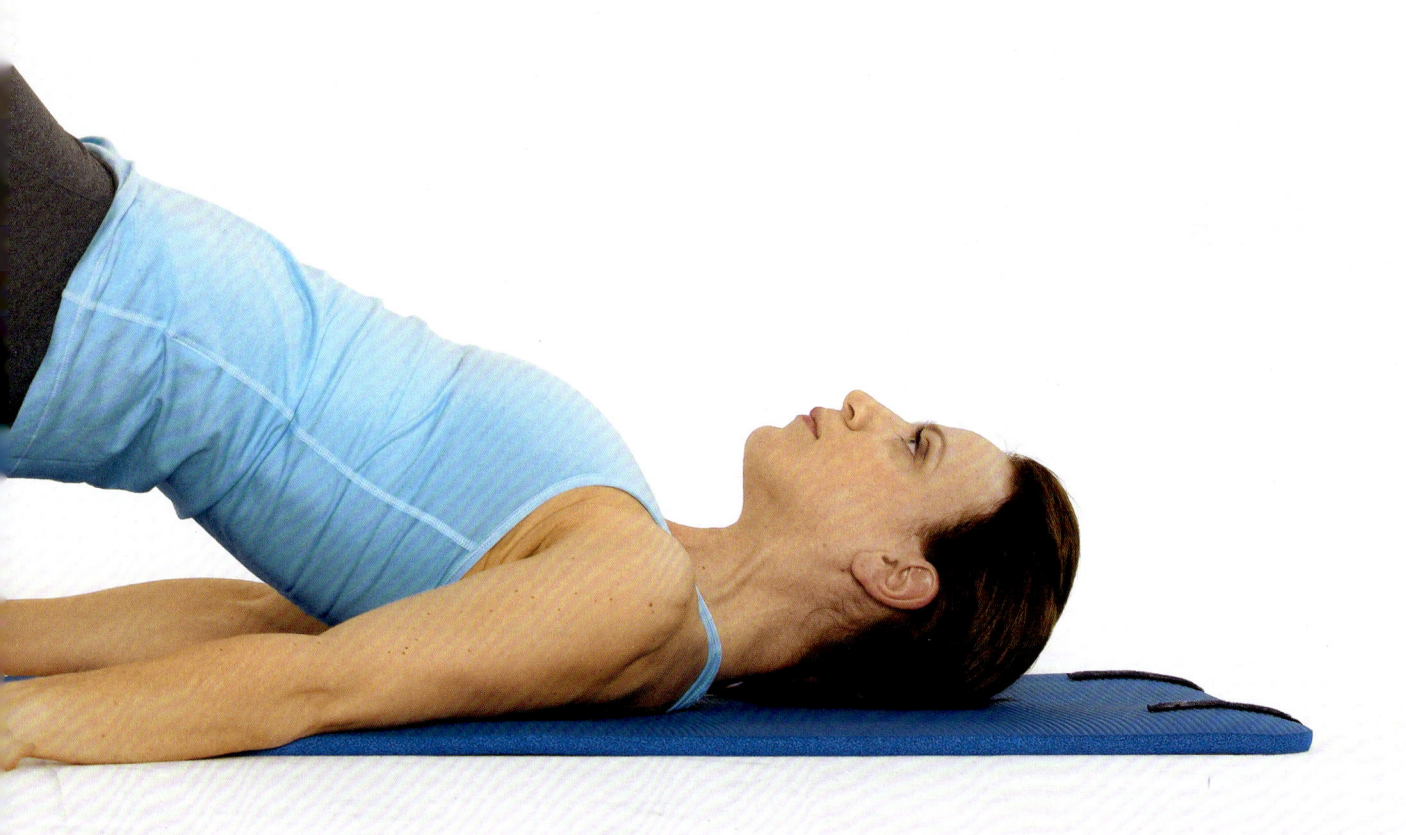

Aufwärm- und Ausdauerübungen

Zu jedem Training gehört ein Aufwärmprogramm. So werden Muskeln, Gelenke und Herz-Kreislauf-System auf die folgenden Anstrengungen und Bewegungen vorbereitet. Dadurch wird das Verletzungsrisiko deutlich minimiert und die Bewegungen laufen ökonomischer und koordinierter ab. Vor jedem Training sollten mindestens 2 Übungen mit jeweils 2 bis 3 Sätzen durchgeführt werden.

Taucher

Der Taucher eignet sich sehr gut, um die gesamte Bein- und Gesäßmuskulatur zu erwärmen. Auch der Rücken arbeitet schon statisch mit, denn er sollte während der Bewegung immer gerade bleiben.

30 Sekunden   Beine, Po

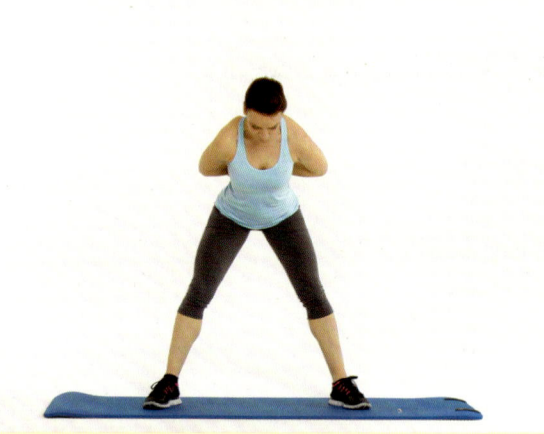

Ausgangsposition

- Aufrechter Stand.
- Die Beine sind weit geöffnet und gebeugt, die Füße leicht nach außen gedreht.
- Den Oberkörper gerade nach vorn absenken.
- Die Arme liegen verschränkt auf dem unteren Rücken.

Ausführung

- Das linke Bein strecken, bis sich die Ferse vom Boden löst.
- Den Oberkörper dabei aufrichten.
- Dann zum anderen Bein wechseln, so als würde man unter einer Schnur hindurch „tauchen".
- Den Rücken dabei immer gerade halten.

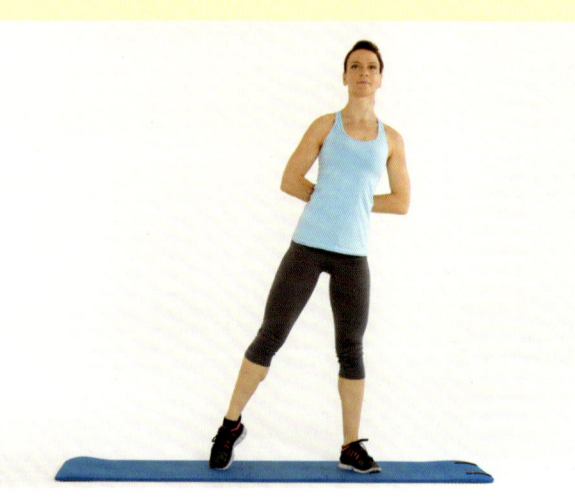

Diagonales Knieheben

Das Heben der Knie ist eine einfache Variante die Muskulatur in den Beinen aufzuwärmen. Durch die diagonale Bewegung werden auch die Muskeln im Rumpf auf die bevorstehenden Übungen vorbereitet

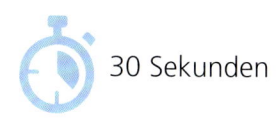

30 Sekunden   Oberschenkel, Rumpf

Ausgangsposition

- Aufrechter Stand.
- Die Beine sind weit geöffnet.
- Die Hände liegen an den Schläfen, sodass die Ellbogen nach außen zeigen.
- Der Oberkörper ist gerade und aufrecht

Ausführung

- Ein Bein gebeugt anheben und dabei den Ellbogen diagonal Richtung Knie ziehen.
- Dann die Seiten wechseln.
- Die Ellbogen immer wieder nach außen ziehen.

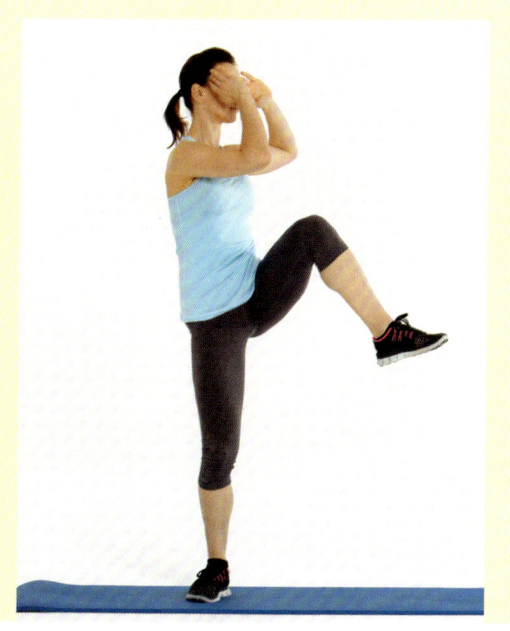

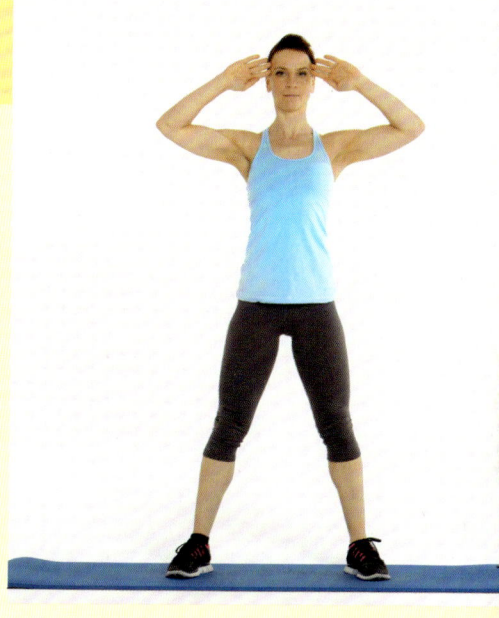

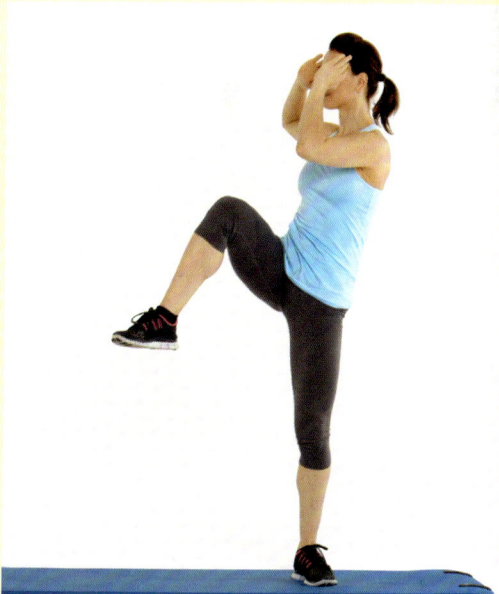

AUFWÄRM- UND AUSDAUERÜBUNGEN

Raupe

Die Raupe ist eine sehr intensive Aufwärmübung. Sie wird im Stütz durchgeführt und erfordert somit viel Stabilität sowie den Einsatz der gesamten Körpermuskulatur.

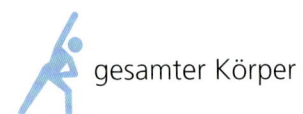

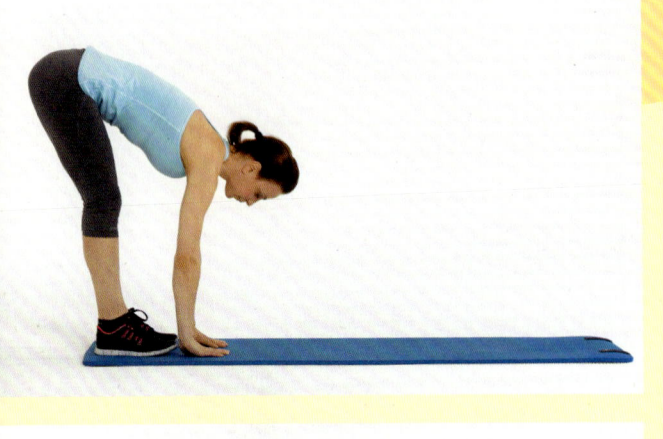

↻ 10   gesamter Körper

Ausgangsposition

- Aus dem aufrechten Stand nach vorn beugen und die Handflächen vor den Füßen aufsetzen.
- Die Beine dabei nur durchstrecken, wenn die Beweglichkeit es zulässt, sonst leicht gebeugt lassen.

Ausführung

- Auf den Händen nach vorn „laufen", bis eine Liegestützposition erreicht ist.
- Dabei langsam eine Hand vor die andere setzen.
- Anschließend mit den Füßen den Händen „nachlaufen", also Schritt für Schritt zu den Händen aufschließen.
- Nun den Ablauf rückwärts durchführen:
- Mit den Füßen nach hinten in die Liegestützposition gehen.
- Danach die Hände zurücksetzen.

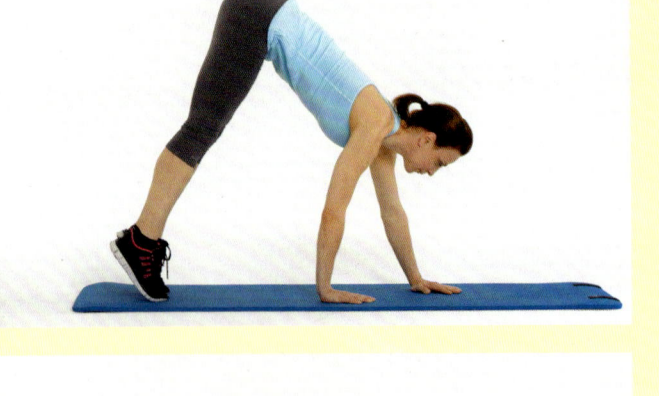

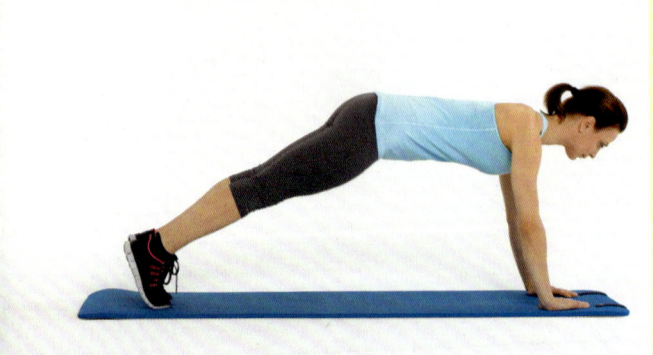

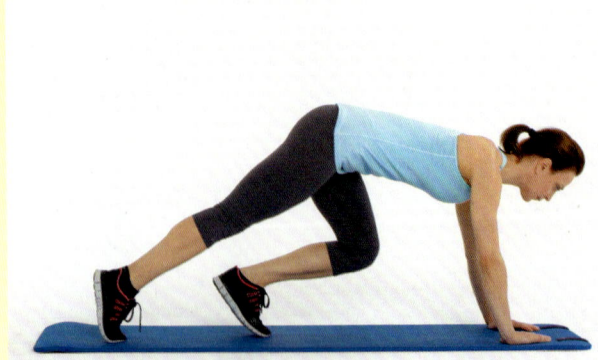

Jumping Jack

Der gute, alte „Hampelmann" verbessert besonders die Ausdauer und zählt daher zu den Cardioübungen. Der Einsatz des gesamten Körpers steigert effektiv die Herzfrequenz und vergrößert das Lungenvolumen.

30 Sekunden   gesamter Körper

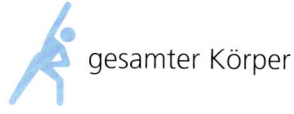

Ausgangsposition

- Aufrechter und stabiler Stand.
- Die Arme hängen locker neben dem Körper.

Ausführung

- Auf der Stelle springen und während des Sprungs die Beine zur Seite öffnen und gleichzeitig die Arme gestreckt nach oben führen.
- Beim nächsten Sprung die Beine wieder schließen und die Arme wieder senken.
- Im Wechsel ausführen.

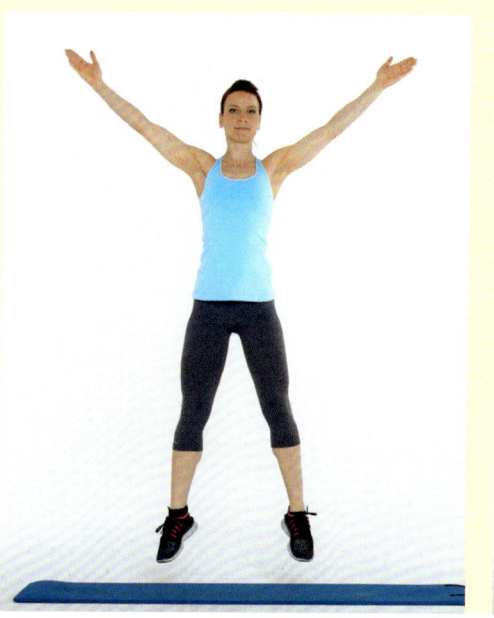

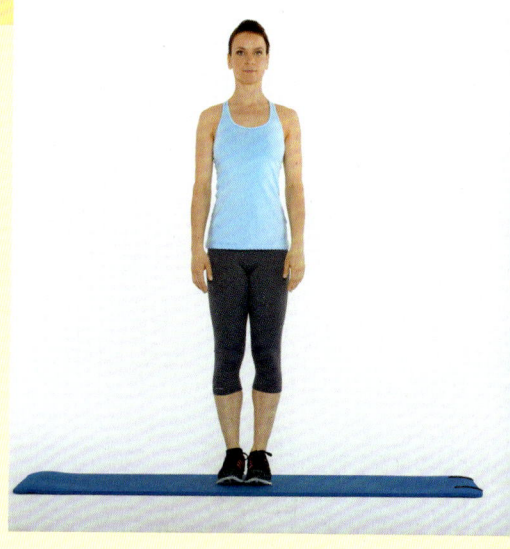

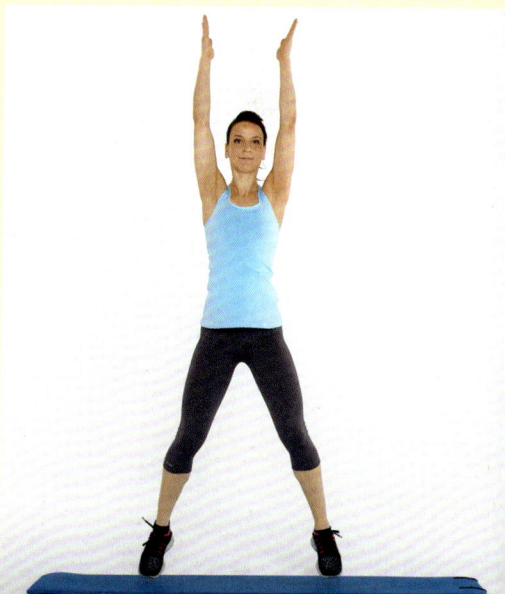

Schattenboxen

Das Schattenboxen ist ein typisches Trainingselement aus dem Kampfsport – aber völlig ungefährlich. Man kämpft dabei mit dem vollen Einsatz des Oberkörpers gegen einen imaginären Gegner. Ideal für ein Aufwärmprogramm.

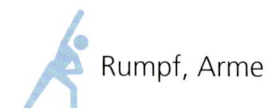

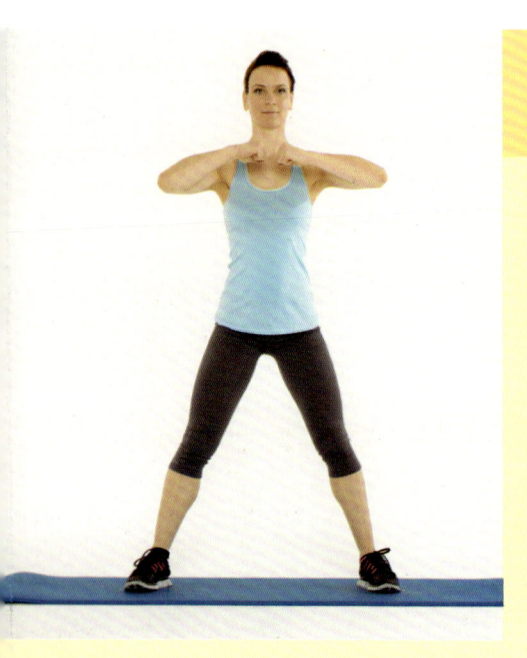

1 Minute Rumpf, Arme

Ausgangsposition

- Aufrechter Stand.
- Die Beine sind weit geöffnet, sodass der Stand stabil ist.
- Die Hände sind zu lockeren Fäusten geballt und vor der Brust zusammengeführt.
- Die Arme sind angewinkelt.

Ausführung

- Mit den Armen abwechselnd schräg nach vorn boxen.
- Dabei den Oberkörper aufrecht halten und in der Bewegung leicht mitdrehen.
- Das Becken bleibt dabei unbewegt.

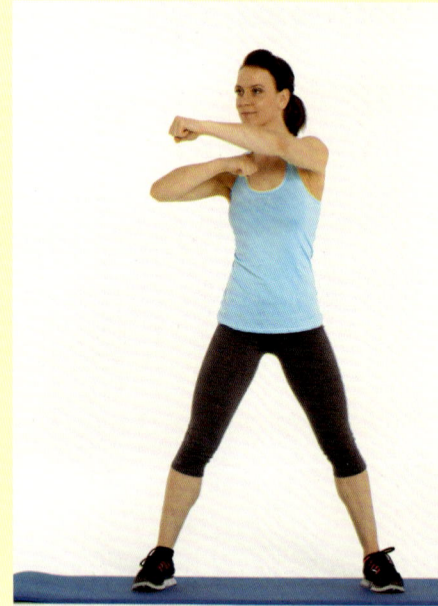

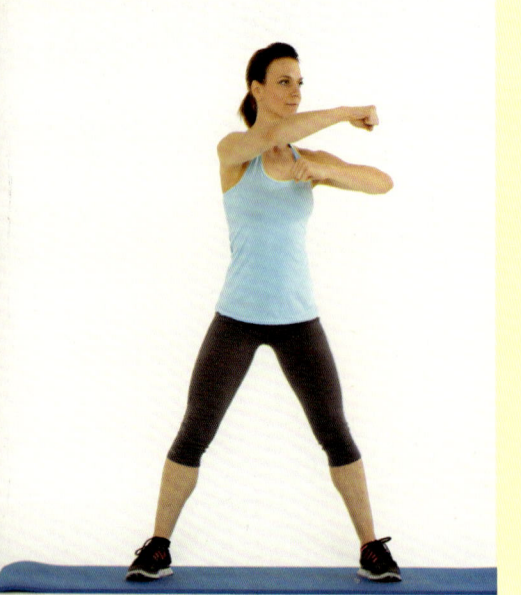

Swing mit Basketball

Durch das Strecken und Beugen der Beine und in der Hüfte wird bei dieser Übung der gesamter Körper bewegt und gefordert. Durch das Schwingen mit einem leichten Ball ist auch Stabilität im Rumpf gefragt.

20   gesamter Körper   Basketball

Ausgangsposition

- Aufrechter Stand.
- Die Beine sind weit geöffnet.
- Der Ball liegt in den Händen.
- Die Arme sind nach vorn ausgestreckt.
- Der Oberkörper ist aufrecht.

Ausführung

- Den Oberkörper gerade nach vorn neigen.
- Dabei die Beine beugen und den Po nach unten absenken, sodass der Rücken gerade bleibt.
- Den Ball zwischen die Beine führen.
- Dann mit Schwung – aber so kontrolliert wie möglich! – wieder aufrichten und die Arme nach oben ziehen. So, als würde man den Ball über den Kopf nach hinten werfen wollen.
- Gleichzeitig die Beine strecken.

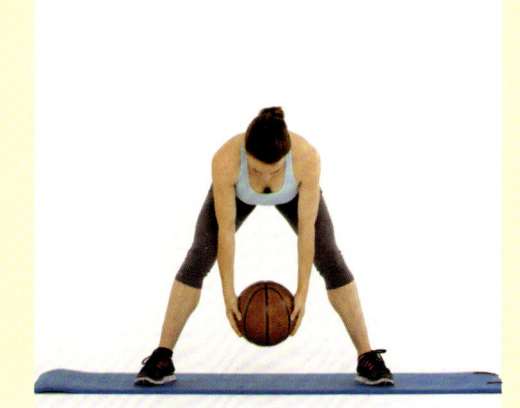

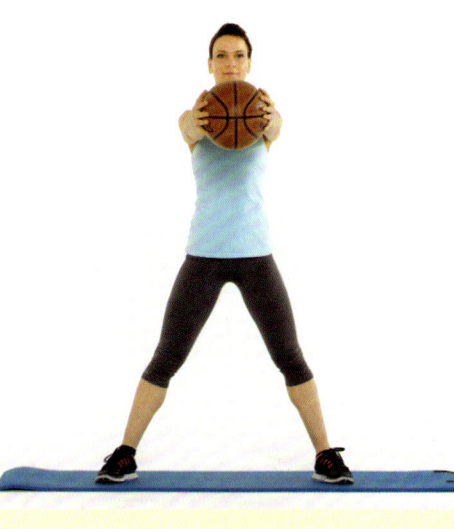

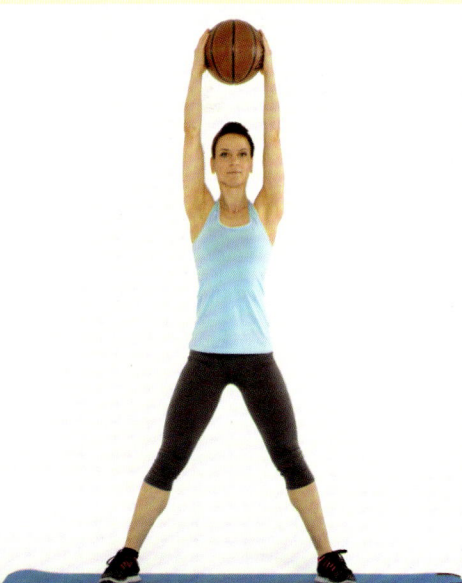

Dribbling Squat

Dies ist eine dynamische und koordinative Sprungübung. Die intensive und schnelle Beinarbeit erhöht deutlich die Pulsfrequenz. Daher gehört sie zur Kategorie der Cardioübungen.

10 rechts, 10 links   Beine, Po

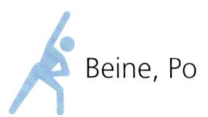

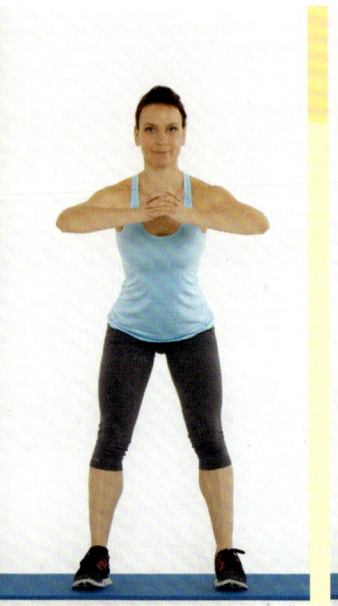

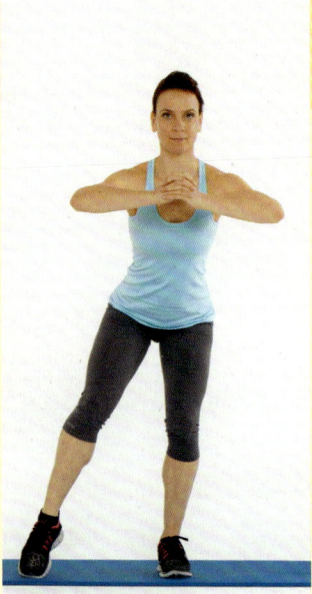

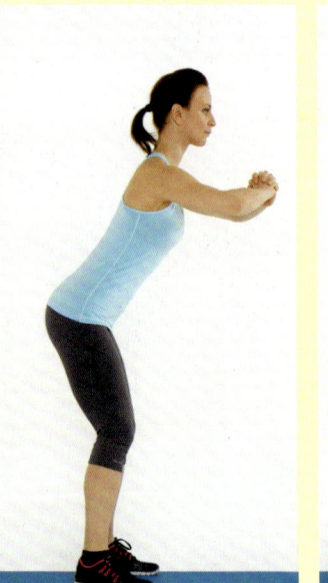

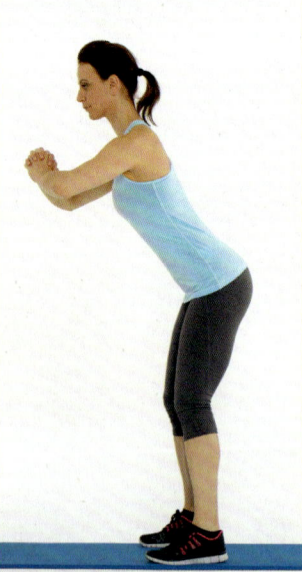

Ausgangsposition

- Aufrechter Stand.
- Die Beine sind etwa schulterbreit geöffnet.
- Die Arme sind vor dem Körper angewinkelt.
- Die Hände sind ineinandergelegt.
- Den Oberkörper leicht nach vorn absenken.

Ausführung

- So schnell wie möglich abwechselnd auf den Fußspitzen „dribbeln".
- Rücken und Arme bleiben dabei fest und unbewegt.
- Jetzt in einer halben Drehung nach links springen und mit geöffneten Beinen in einer leichten Kniebeuge landen.
- Zurückspringen und wieder 5 Sekunden in der Ausgangsposition „dribbeln".
- Dann zur anderen Seite springen.
- Im Wechsel ausführen, insgesamt 20 Wiederholungen.

Skipping (Kniehebelauf)

Diese intensive Übung ist eine altbekannte Bewegung aus dem Lauftraining. Sie verbessert die Schnelligkeit und Beweglichkeit im Hüftgelenk. Außerdem trainiert sie die Ausdauer.

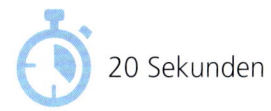

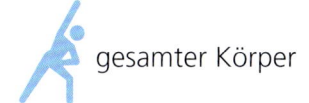

20 Sekunden   gesamter Körper

Ausgangsposition

- Aufrechter Stand.
- Die Beine sind etwa hüftbreite geöffnet.
- Die Arme sind gerade zur Seite gestreckt.

Ausführung

- Nun aus einer Sprungbewegung heraus die Knie abwechselnd so schnell wie möglich nach oben anziehen.
- Dabei den Oberkörper gerade und aufrecht halten.

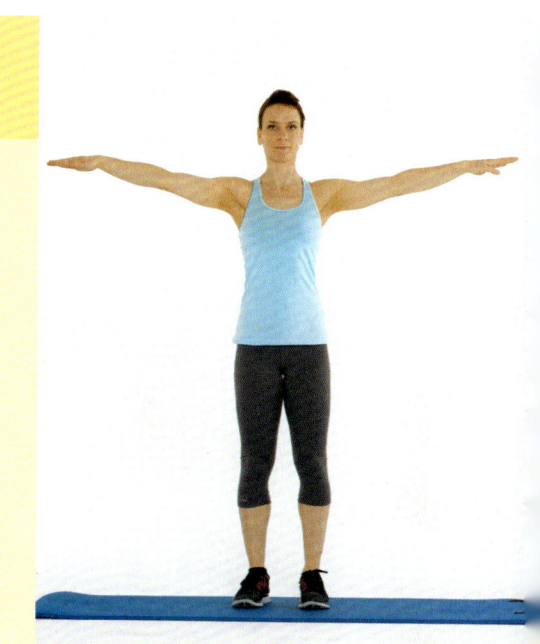

TIPP: Eine leichtere Variante ist das „Traben" auf der Stelle, wobei die Arbeit hauptsächlich von den Fußgelenken geleistet wird.

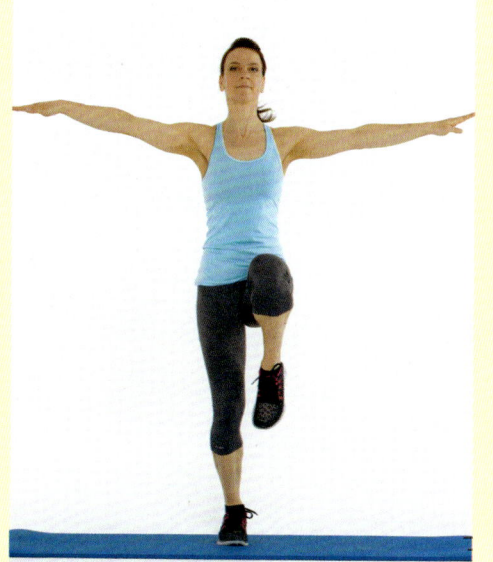

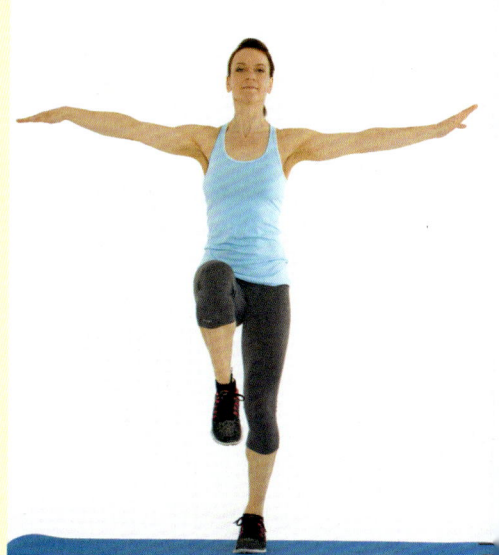

AUFWÄRM- UND AUSDAUERÜBUNGEN

Skater

Diese Übung trainiert die komplette Bein- und Gesäßmuskulatur sowie die Ausdauer. Sie gehört zu den komplexen und anspruchsvollen Aufwärmübungen.

↻ 10 rechts, 10 links im Wechsel   Beine, Po

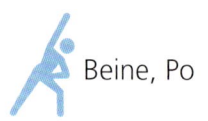

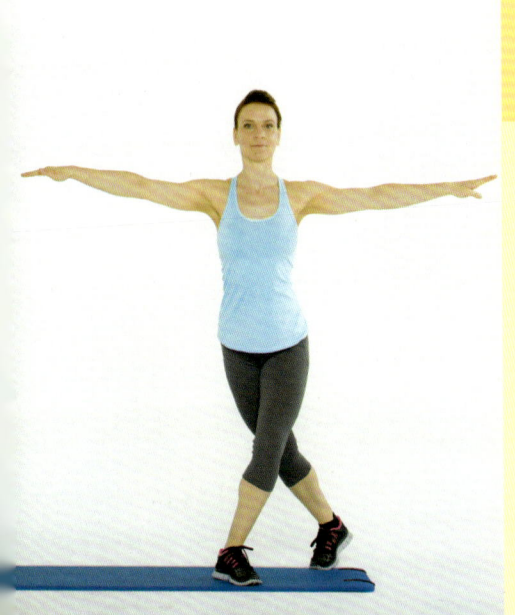

Ausgangsposition

- Aus dem aufrechten Stand den rechten Fuß schräg und weit hinter das linke Bein setzen.
- Das vordere Bein ist leicht gebeugt und der Fuß etwas nach außen gedreht.
- Die Hüfte ist mit nach hinten gedreht.
- Die Arme sind zur Seite ausgestreckt.

Ausführung

- Jetzt nach rechts springen ...
- ... und auf dem rechten Bein landen.
- Die Hüfte bei der Landung mit nach hinten links drehen.
- Dann nach links zurückspringen und auf dem linken Bein landen.
- Im Wechsel ausführen.

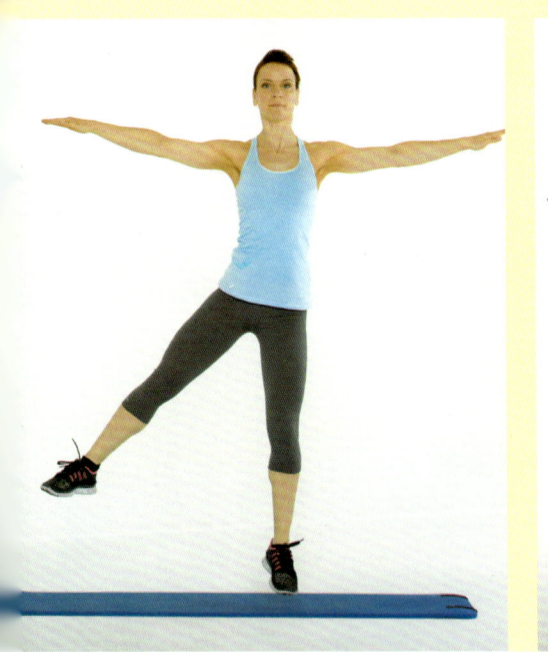

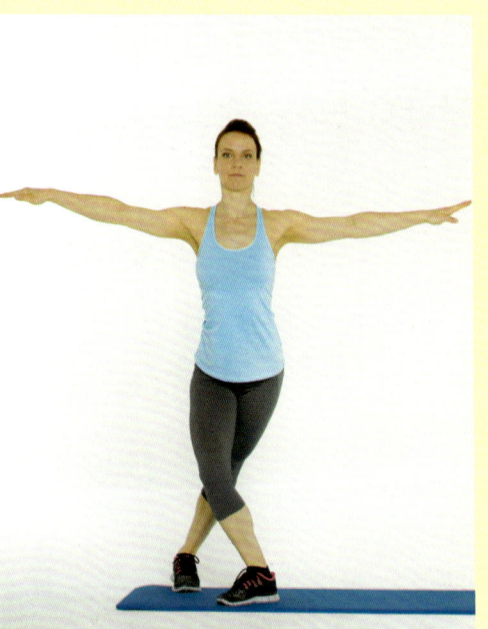

TIPP: Unbedingt in der Hüfte mitdrehen, sonst wird das Knie ungünstig belastet.

AUFWÄRM- UND AUSDAUERÜBUNGEN

Laufender Liegestütz

Durch die fortlaufende Bewegung ist diese Übung besonders im Schultergürtel und in den Armen spürbar. Aber auch der gesamte Rumpf arbeitet statisch, damit der Rücken gerade bleibt und die Wirbelsäule geschützt ist.

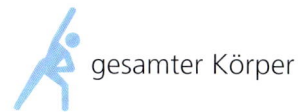

30 Sekunden gesamter Körper

Ausgangsposition

- Liegestützposition.
- Die Hände stehen unter den Schultern.
- Die Schultern weit nach unten, weg von den Ohren ziehen.

Ausführung

- Nun aus dieser Position mit den Händen und Füßen auf einer gedachten Linie gerade zur Seite „wandern".
- Dabei die Hände und Füße immer schrittweise nacheinander aufsetzen.
- Den Po dabei eher nach oben strecken, damit der Bauch nicht durchhängt.
- Und wieder zurück in die Ausgangsposition wandern.

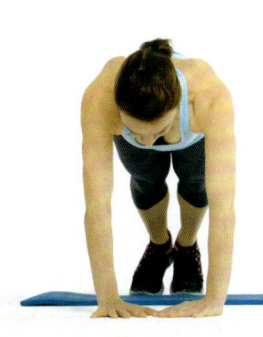

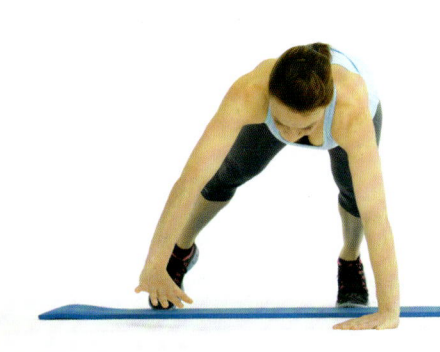

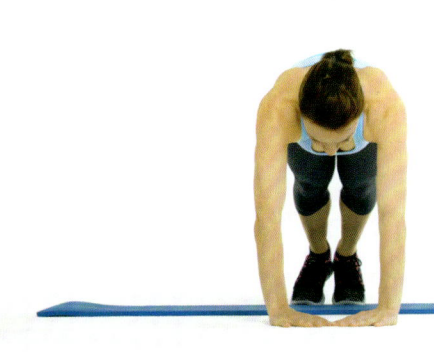

AUFWÄRM- UND AUSDAUERÜBUNGEN

Übungen für die Arm-, Brust- und Schultermuskulatur

Definierte Arme und, speziell bei den Männern, eine breite Brust gehören für viele zu einem schönen, fitten Körper. Die Kräftigung dieser Bereiche unterstützt und fördert zudem eine gerade Körperhaltung und beugt Haltungsschäden vor. Die folgenden Übungen fordern die Muskulatur auf unterschiedliche Weise und fördern dadurch Kraftpotential und Definition der Muskeln. Wenn nur dieser Übungsteil absolviert wird, eignen sich folgende Übungen besonders zum Aufwärmen: Schattenboxen, Raupe, Laufender Liegestütz.

Liegestütz mit Fitnessband

Eine weitere Variante des Liegestützes: Das Fitnessband erhöht die Arbeit in der gesamten Rumpfmuskulatur. Wenn die Übung mit gestreckten Beinen zu schwer wird, können die Knie auch unter der Hüfte abgesetzt werden.

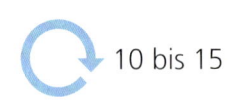

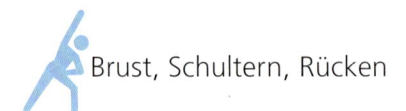

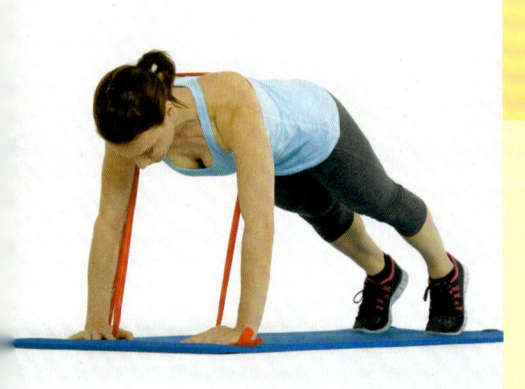

10 bis 15 | Brust, Schultern, Rücken | Fitnessband

Ausgangsposition

- Das Band doppelt nehmen und um den oberen Rücken legen.
- In die Liegestützposition kommen und die Enden des Bandes mit den Händen auf dem Boden halten.
- Den Kopf in Verlängerung der Wirbelsäule bringen.

Ausführung

- Die Ellbogen zur Seite beugen und wieder strecken.
- Dabei den Körper immer in einer Linie halten.

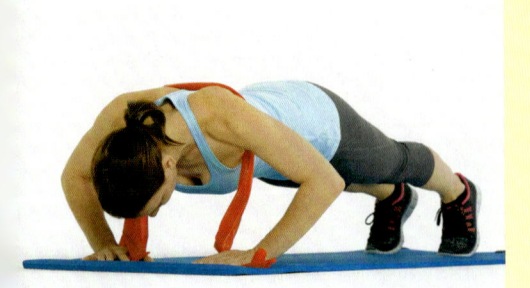

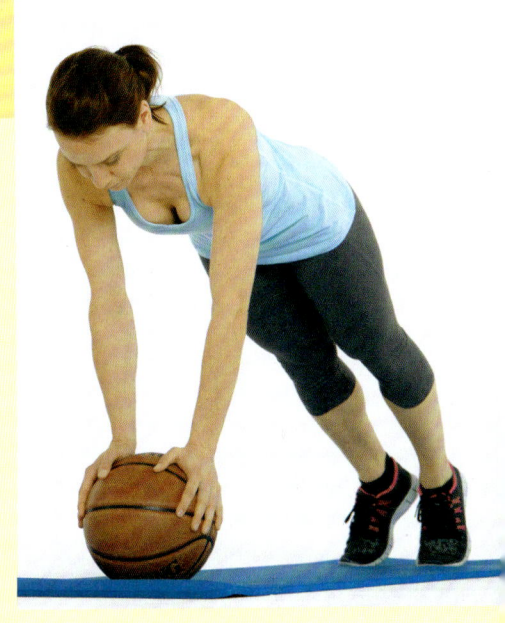

Liegestütz auf dem Basketball

Der Klassiker unter den Kraftübungen verleiht Ihrem Rumpf mehr Stabilität. Er formt die Schultern und kräftigt die Arm- und Brustmuskeln. In dieser Variante kommt erschwerend ein Ball hinzu, was besonders die Tiefenmuskulatur und Koordination fordert.

10 bis 15 | Brust, Arme | Basketball

Ausgangsposition

- Beide Hände in einer Liegestützposition auf dem Ball absetzen.
- Der Ball ist ungefähr auf Brusthöhe.
- Den Kopf in Verlängerung der Wirbelsäule halten.

Ausführung

- Die Arme beugen, den Körper absenken …
- … und die Arme wieder strecken.
- Dabei immer mit dem Gewicht über dem Ball bleiben.
- Den Bauchnabel tief einziehen, damit die Rumpfstabilität gewährleistet ist.

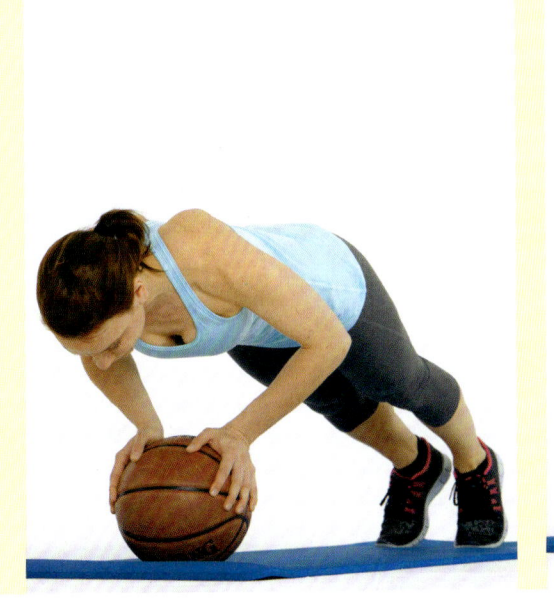

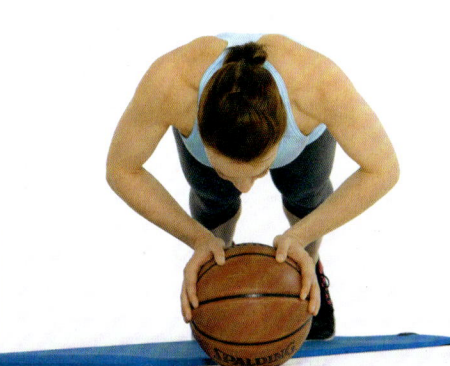

Liegestütz auf dem Gymnastikball

Diese Liegestütz-Variation trainiert nicht nur die gesamte Arm- und Brustmuskulatur, sondern schult auch das Gleichgewicht und die Körperspannung. Die Übung sollte daher langsam und kontrolliert ausgeführt werden.

10 bis 15 | Brust, Arme | Gymnastikball

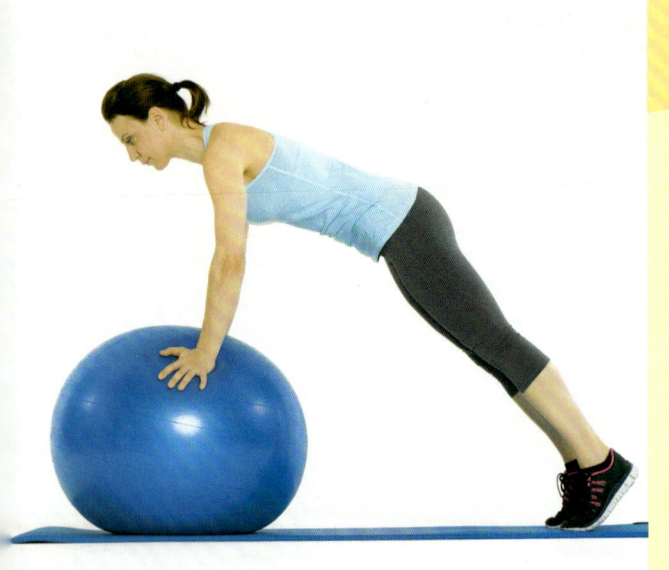

Ausgangsposition

- Den Ball vor dem Körper ablegen. In eine Liegestützposition kommen.
- Die Hände seitlich am Ball platzieren.
- Die Finger zeigen eher Richtung Boden.
- Die Arme sind leicht gebeugt.
- Die Beine sind gestreckt und die Fußspitzen aufgestellt.
- Der Körper bildet eine Linie.

Ausführung

- Die Arme nun beugen und strecken, sodass sich das Brustbein zum Ball senkt.
- Den Po dabei anspannen.
- Den Bauchnabel zur Wirbelsäule ziehen, damit die Körperspannung aufgebaut und die Balance gehalten werden kann.

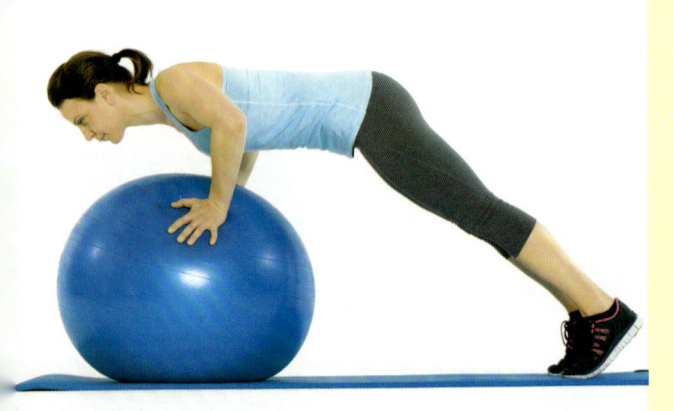

Bizepscurl mit Reisetasche

Der klassische Bizepscurl wird in der nächsten Übung mit einer Reisetasche ausgeführt. Dadurch verlagert sich immer wieder der Schwerpunkt in der Bewegung und die Muskelaktivität wird erhöht.

15 rechts, 15 links | Bizeps, Trizeps | Reisetasche

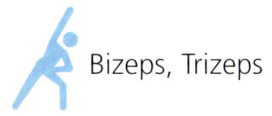

Ausgangsposition

- Aufrechter Stand, die Beine sind leicht geöffnet.
- Die Tasche in einer Hand halten.
- Den Arm mit der Tasche anwinkeln und drehen, sodass die Arminnenseite nach vorn zeigt.

Ausführung

- Nun den Arm ganz anwinkeln ...
- ... und wieder ausstrecken.
- Im Wechsel beugen und strecken, dabei aber nie ganz durchstrecken.
- Den Oberkörper gerade halten.
- Die Schultern bleiben immer über dem Becken.

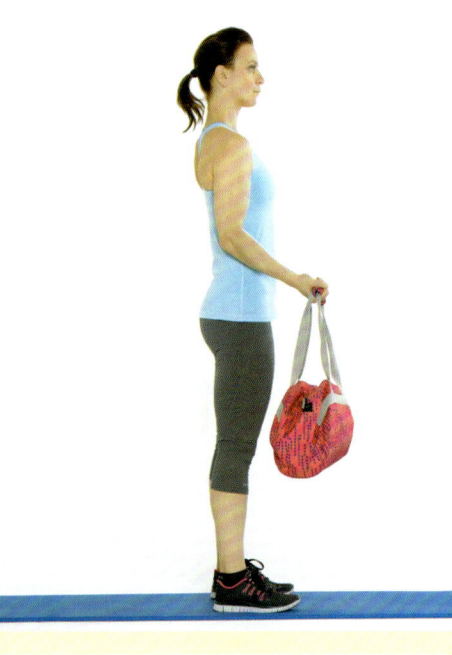

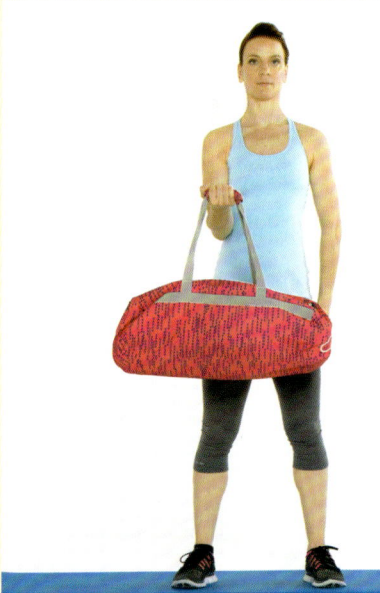

Rudern im aufrechten Stand

Die Ruderbewegung aus dieser Position kräftigt besonders die schulterumgebende Muskulatur. Die Übung kann auch mit dem Rücken an der Wand ausgeführt werden, so wird die Wirkung auf die Schultermuskeln erhöht.

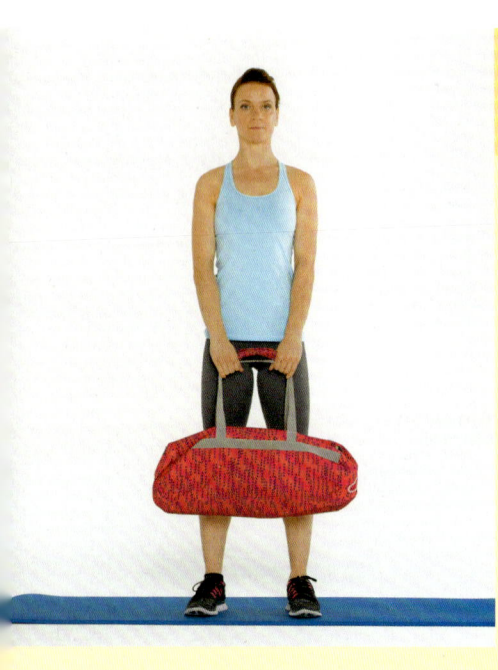

15 bis 20　　Schultern, Arme　　Reisetasche

Ausgangsposition

- Aufrechter und stabiler Stand.
- Der Rücken ist gerade.
- Die Tasche liegt in beiden Händen vor dem Körper.
- Die Armrücken zeigen nach vorn.

Ausführung

- Die Tasche gerade vor dem Körper nach oben ziehen.
- Die Ellbogen wandern dabei nach außen.
- Die Schultern in der Bewegung immer unten halten.
- Die Handgelenke sind gerade und fest.

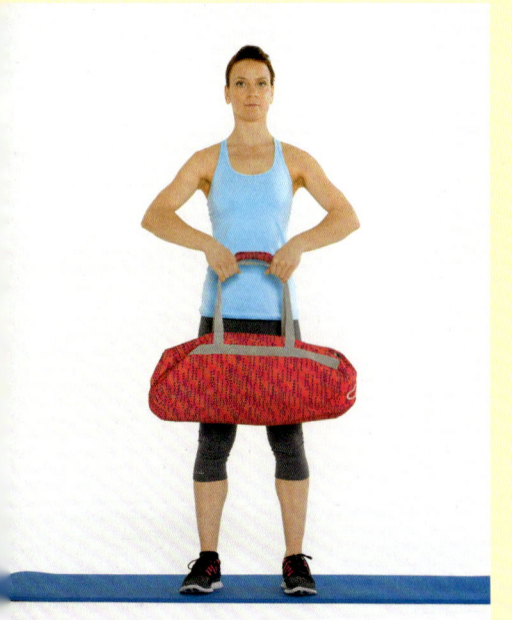

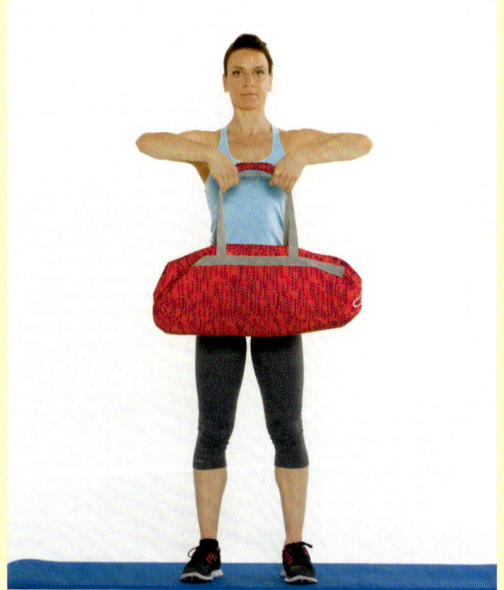

ÜBUNGEN FÜR DIE ARM-, BRUST- UND SCHULTERMUSKULATUR

Trizeps-Kick mit Basketball

Diese Übung formt die Armrückseite und kräftigt den Trizeps. Als Gegenspieler zum Bizeps, dem Armbeuger, kommt er im Alltag selten zum Einsatz. Deshalb lohnt sich das gezielte Training dieses Muskels.

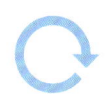

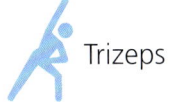

15 bis 20 Trizeps Basketball

Ausgangsposition

- Aufrechter Stand.
- Den Ball in beiden Händen halten.
- Die Arme gestreckt über den Kopf heben.

Ausführung

- Die Arme anwinkeln, sodass die Hände nach hinten wandern.
- Die Ellbogen zeigen nach vorn und bleiben eng am Kopf.
- Nun die Arme wieder strecken.
- Beugen und strecken im Wechsel.
- Den Rücken gerade und das Becken nach vorn gerichtet halten, sodass kein Hohlkreuz entstehen kann.

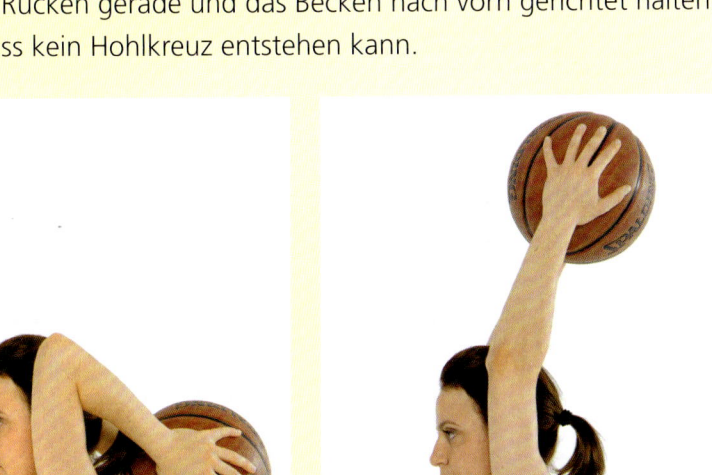

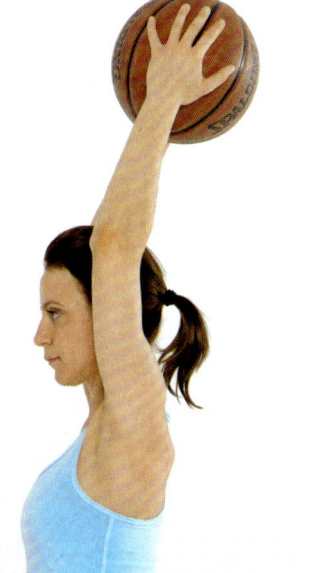

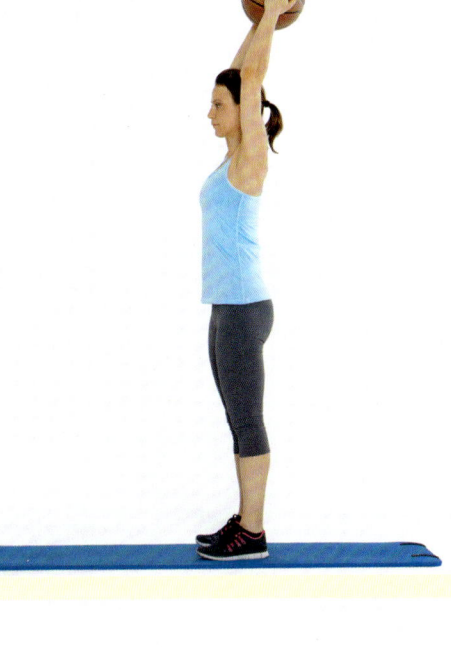

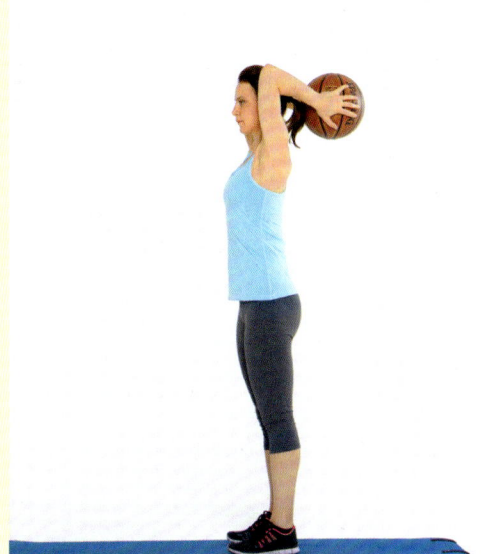

ÜBUNGEN FÜR DIE ARM-, BRUST- UND SCHULTERMUSKULATUR

Trizeps-Dip

Der Trizeps-Dip ist eine etwas intensivere Übung, da man sein ganzes Körpergewicht überwinden muss. Sie ist vor allem erst dann effektiv und spürbar, wenn sie korrekt ausgeführt wird.

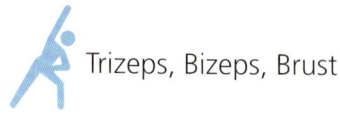

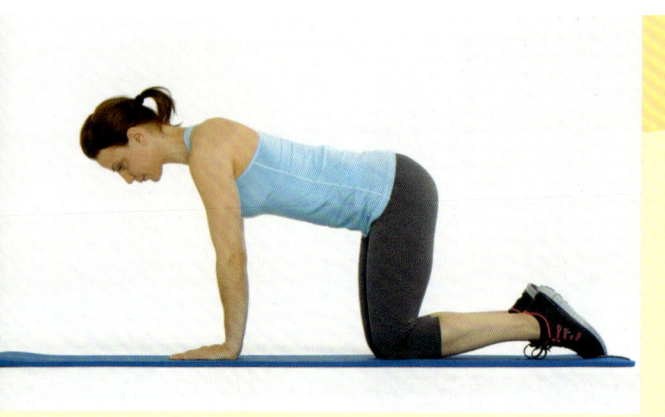

10 bis 15   Trizeps, Bizeps, Brust

Ausgangsposition

- Auf Händen und Knien zu Boden gehen.
- Die Knie unter die Hüfte und die Hände unter die Brust setzen.
- Die Finger zeigen nach vorn.

Ausführung

- Mit dem Gewicht über den Händen bleiben.
- Nun eine Liegestützbewegung ausführen und die Brust so zum Boden senken, dass die Ellbogen gerade bleiben und nicht nach außen zeigen.
- Die Arme beugen und wieder strecken.
- Den Kopf in Verlängerung der Wirbelsäule halten.

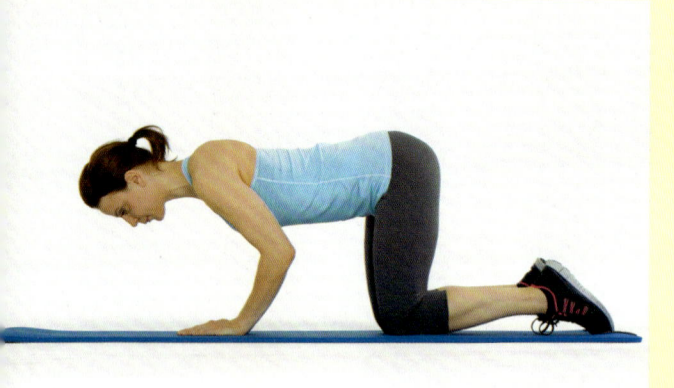

TIPP: Mit kleinen Bewegungen beginnen, damit der Rücken gerade bleibt. Wenn Sie die Übung gut beherrschen, können Sie den Oberkörper auch sehr weit absenken.

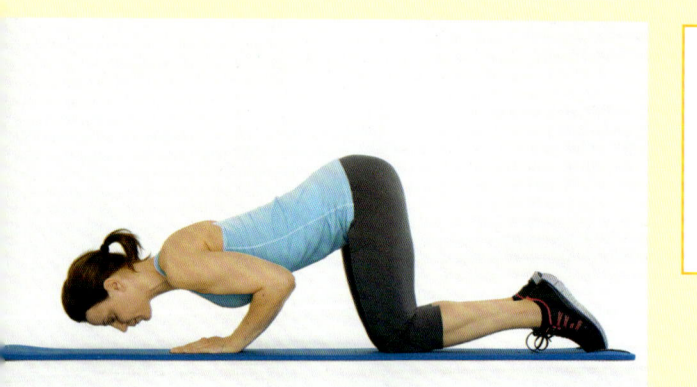

Brustpresse mit Fitnessband

Diese Übung stärkt vor allem die Brustpartie. In der Bewegungsausführung ist aber auch der Rückenstrecker stabilisierend mit dabei. Außerdem wird die Beweglichkeit im Brust- und Schulterbereich verbessert.

15 bis 20   Brustmuskulatur   Fitnessband

Ausgangsposition

- Das Band liegt auf dem Boden, die Enden werden mit den Händen festgehalten.
- Aus dem aufrechten Stand in einen Ausfallschritt kommen, dabei den hinteren Fuß auf das Band stellen.
- Das vordere Bein ist leicht gebeugt.
- Den Oberkörper gerade und leicht nach vorn neigen.
- Die Arme anwinkeln, sodass ein rechter Winkel im Ellbogen entsteht, und auf Schulterhöhe vor den Körper heben.

Ausführung

- Die Arme öffnen …
- … und wieder schließen.
- Dabei die Schultern tief und den Rücken gerade halten.
- Den Bauchnabel nach innen ziehen, damit kein Hohlkreuz entstehen kann.
- Das Band führt an der Innenseite der Arme entlang.

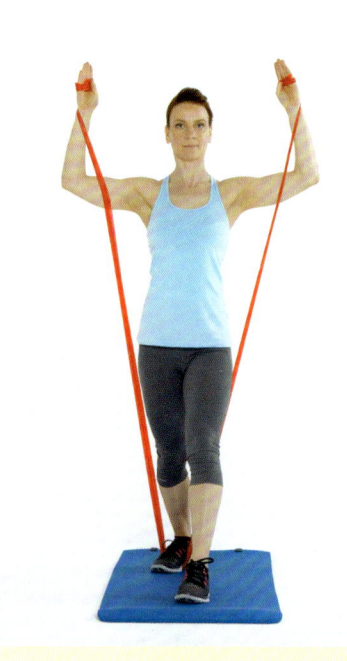

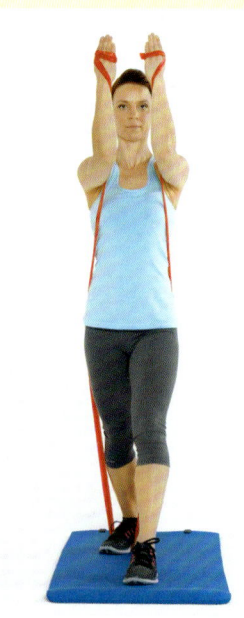

ÜBUNGEN FÜR DIE ARM-, BRUST- UND SCHULTERMUSKULATUR

Liegestütz „bergab"

Der Liegestütz auf dem Gymnastikball kräftigt die Muskulatur im Arm- und Brustbereich und fordert zugleich die gesamte Stützmuskulatur im Rumpf, sodass auch die Bauch- und Rückenmuskeln trainiert werden.

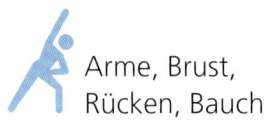

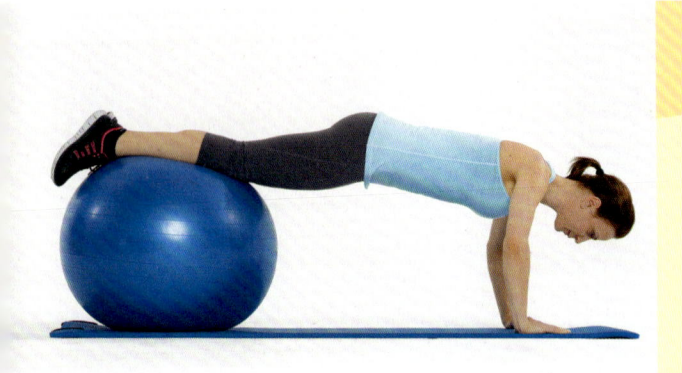

10 bis 15 | Arme, Brust, Rücken, Bauch | Gymnastikball

Ausgangsposition

- In der Bauchlage auf den Gymnastikball legen.
- So weit nach vorn rollen, dass nur noch die Unterschenkel auf dem Ball liegen.
- Die Hände nacheinander unter die Schultern setzen. Die Schultern sind weit nach unten gezogen.
- Der Körper bildet eine Linie.

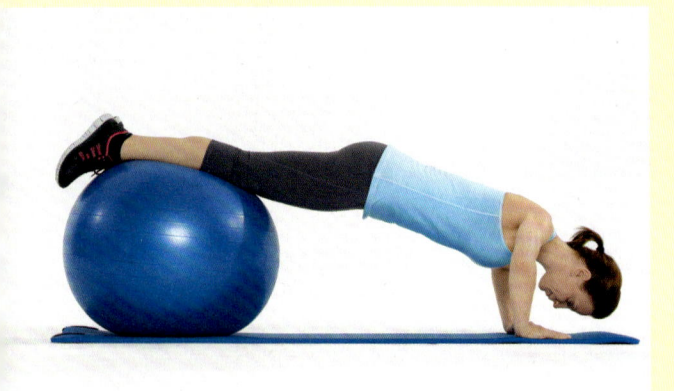

Ausführung

- Nun die Arme im Wechsel langsam beugen …
- … und wieder strecken.
- Die Ellbogen ziehen dabei nach außen.
- Die Spannung im Oberkörper halten, insbesondere auch die Bauch- und Gesäßmuskulatur anspannen.

Bizepscurl mit Handtuch

Diese Übung ist eine leichte, aber sehr effektive Möglichkeit, speziell den Armbeuger zu trainieren. Dabei kann die Intensität selbst reguliert werden.

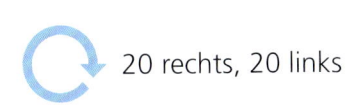

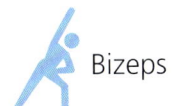

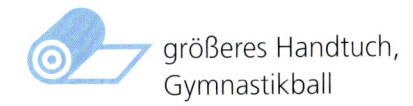

20 rechts, 20 links | Bizeps | größeres Handtuch, Gymnastikball

Ausgangsposition

- Auf den Gymnastikball setzen. Der Rücken ist gerade.
- Die Enden des Handtuchs greifen.
- Einen Fuß in die Handtuchschlinge legen.
- Die Ellbogen eng an den Körper anlegen.

Ausführung

- Die Arme anwinkeln, die Oberarme dabei fest am Körper lassen.
- Den Fuß in die Handtuchschlaufe drücken.
- Die Hände mit dem Handtuch gegen den Widerstand soweit wie möglich zur Schulter ziehen. Den Rücken immer gerade halten.

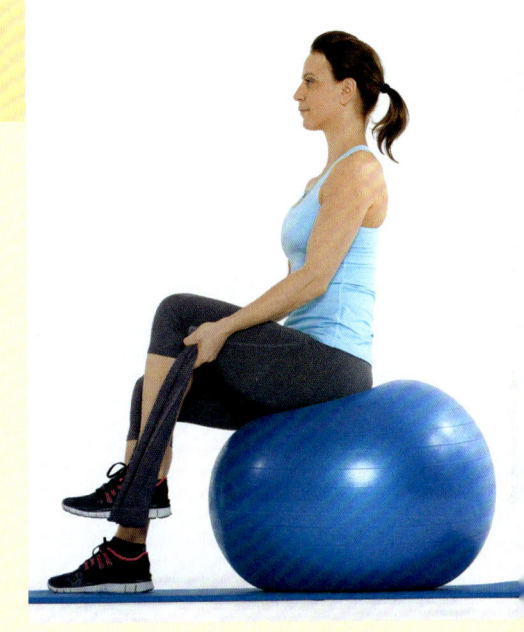

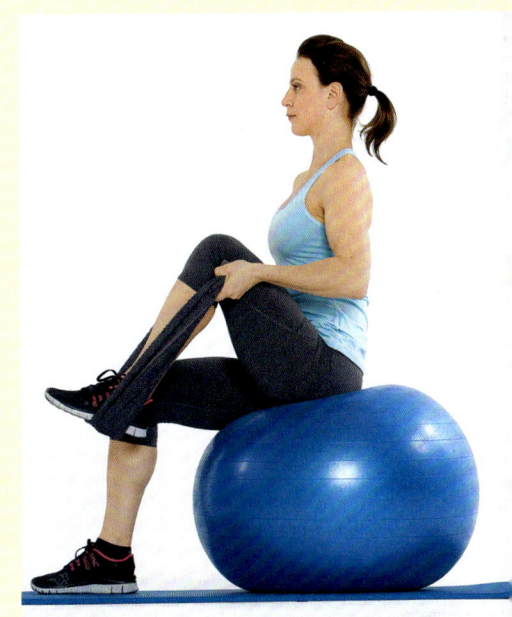

One-Hand-Press

Der einarmige Stütz aus der Seitenlage ist ein sehr intensives Training für die gesamte Arm- und Schultermuskulatur. Dabei wird anteilig am meisten der Trizeps gefordert.

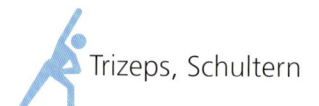

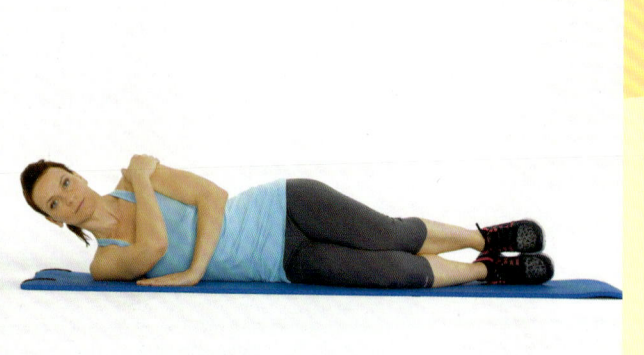

↻ 10 rechts, 10 links   Trizeps, Schultern

Ausgangsposition

- In der Seitenlage die Beine leicht anwinkeln.
- Die untere Hand auf die obere Schulter legen.
- Den anderen Arm angewinkelt vor dem Körper aufsetzen.

Ausführung

- Nun den Oberkörper etwas aufrichten …
- … und anschließend wieder senken.
- Den Kopf dabei in Verlängerung der Wirbelsäule halten.
- Im Wechsel aufrichten und senken.
- Nach 10 Wiederholungen die Seite wechseln und erneut 10 Wiederholungen ausführen.

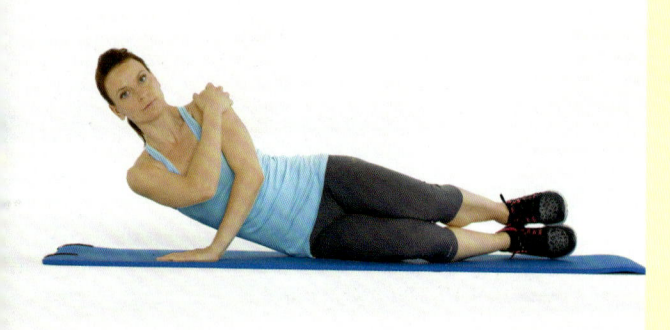

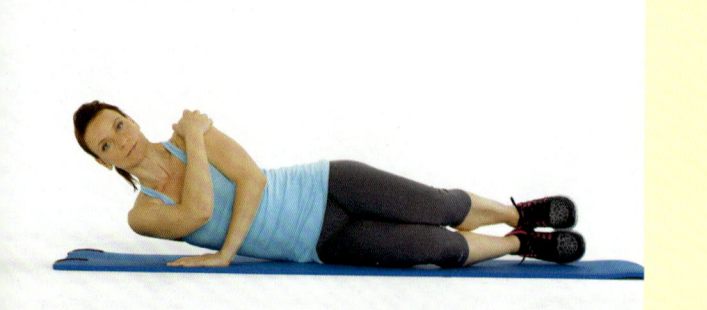

Truckdriver einbeinig

Diese kombinierte Übung kräftigt die Arm- und Schultermuskulatur und fördert gleichzeitig die koordinativen Fähigkeiten. Hier wird das Gleichgewicht durch den einbeinigen Stand auf instabilem Boden geschult.

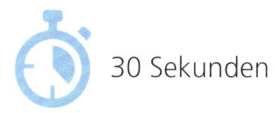

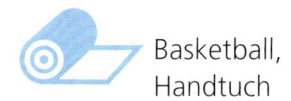

- 30 Sekunden
- Arme, Schultern
- Basketball, Handtuch

Ausgangsposition

- Das Handtuch mehrfach falten und auf den Boden legen.
- Den Ball in beide Hände nehmen.
- Mit einem Fuß auf das Handtuch treten und einen stabilen Stand einnehmen.
- Das andere Bein mit dem Unterschenkel in die Kniekehle des Standbeins „klemmen".
- Die Arme auf Brusthöhe vor den Körper strecken.

Ausführung

- Nun den Ball so in den Händen zur Seite drehen, dass sich abwechselnd die linke ...
- ... und die rechte Schulter senkt.
- Langsam beginnen und dann das Tempo so weit steigern, dass das Gleichgewicht noch gehalten werden kann.

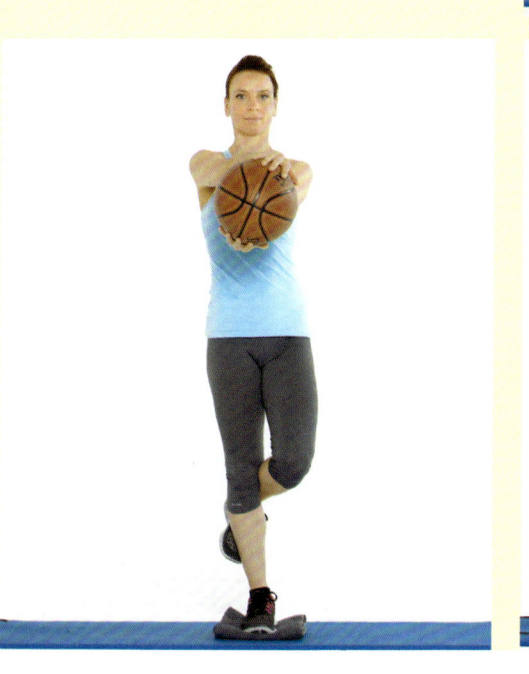

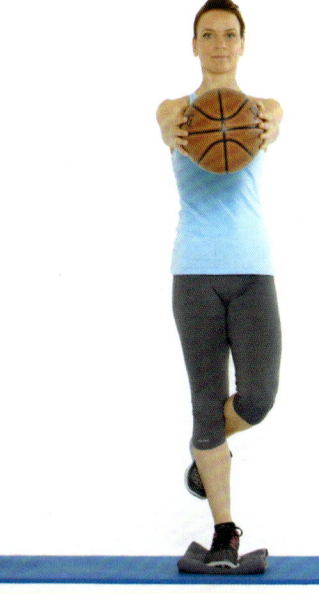

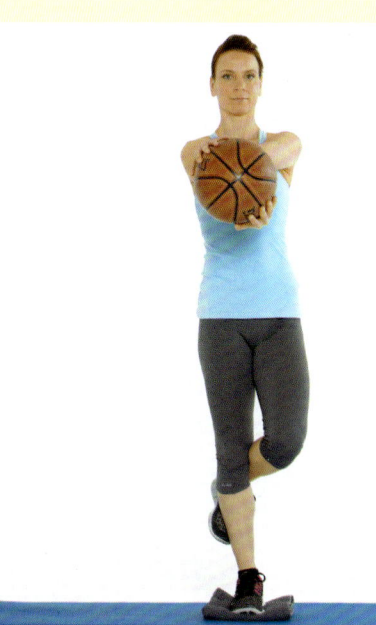

ÜBUNGEN FÜR DIE ARM-, BRUST- UND SCHULTERMUSKULATUR

Übungen für die Bauchmuskulatur

Eine gut ausgebildete Bauchmuskulatur ist nicht nur schön anzusehen, sondern bietet auch gesundheitlich einen wesentlichen Pluspunkt, denn eine stabile Körpermitte schützt unsere Wirbelsäule. Je vielseitiger das Training und die Übungen, desto besser. Für ein Bauchmuskeltraining sind die Aufwärmübungen Knieheben diagonal oder Swing mit Basketball zu empfehlen.

Bergsteiger

Diese Übung verleiht ihrem gesamten Rumpf mehr Kraft und Stabilität. Besonders spürbar ist die Arbeit in der Bauchmuskulatur. Das seitliche Heben der Beine verbessert zudem die Hüftbeweglichkeit.

30 Sekunden   gerade, seitliche Bauchmuskulatur

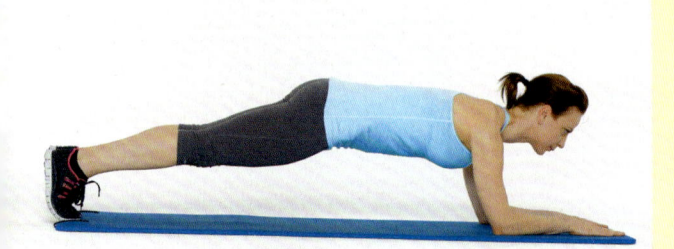

Ausgangsposition

- Vierfüßlerstand.
- Die Unterarme aufsetzen.
- Die Ellbogen sind unter den Schultern.
- Die Beine sind gestreckt und die Fußspitzen aufgestellt.
- Der Körper bildet eine Linie, aber den Po eher oben halten.

Ausführung

- Das rechte Bein anheben und das Knie seitlich nach außen heranziehen, in Richtung Ellbogen.
- Wieder absetzen und nun das linke Knie anheben.
- Im Wechsel ausführen.
- Den Bauchnabel tief zur Wirbelsäule nach innen ziehen, damit der Rücken stabil ist.

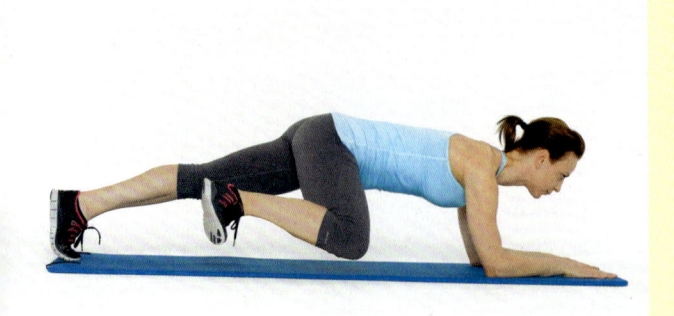

Crunch auf dem Gymnastikball

Der Crunch trainiert die gerade Bauchmuskulatur. Mit dem Gymnastikball wird der Anforderungscharakter der Übung deutlich erhöht. Sie sollte langsam ausgeführt werden, damit die Balance besser gehalten werden kann.

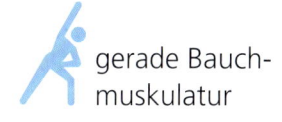

15 bis 20 — gerade Bauchmuskulatur — Gymnastikball

Ausgangsposition

- Auf den Ball setzen und dann so abrollen, dass nur noch der Rücken auf dem Ball liegt.
- Die Beine so weit nach vorn setzen, dass die Beine im rechten Winkel stehen.
- Die Arme anwinkeln.
- Die Hände mit den Fingern an die Schläfen setzen.
- Die Ellbogen zeigen nach außen.

Ausführung

- Langsam soweit aufrollen, bis die Schulterblätter den Ball verlassen.
- Dabei das Kinn leicht zur Brust neigen.
- Die Ellbogen ziehen leicht nach vorn.
- Bei der Abrollbewegung den Kopf nicht ablegen, sondern in der Bewegung bleiben.
- Der untere Rücken bleibt immer fest auf dem Ball.

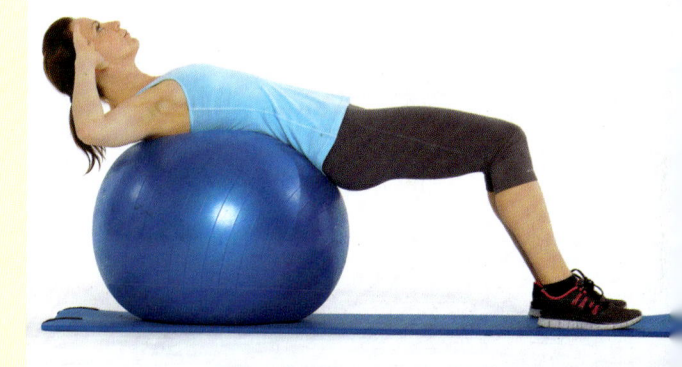

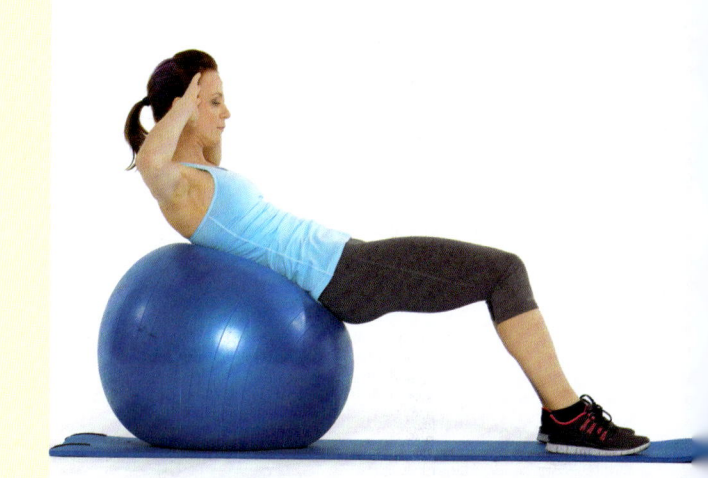

ÜBUNGEN FÜR DIE BAUCHMUSKULATUR

Body-Press mit Gymnastikball

Dies ist eine statische Übung zur Stärkung der gesamten Rumpfvorderseite. Diese Art der Kräftigung ist besonders wichtig für die Stabilisierung der Wirbelsäule ventral (bauchwärts).

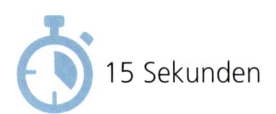

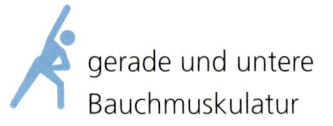

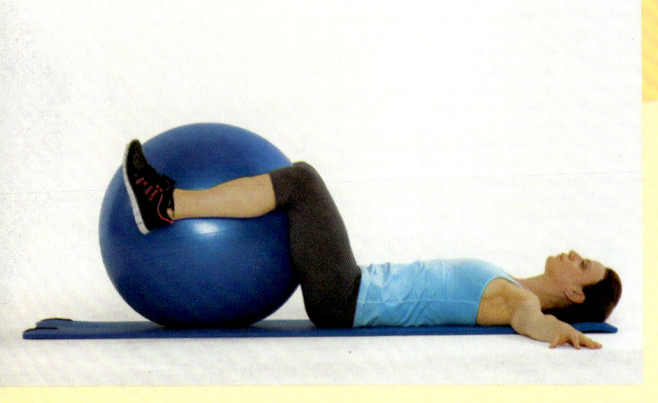

15 Sekunden   gerade und untere Bauchmuskulatur   Gymnastikball

Ausgangsposition

- Rückenlage.
- Die Beine ungefähr im rechten Winkel anwinkeln.
- Den Gymnastikball zwischen die Beine klemmen.
- Die Arme zur Seite ausstrecken.

Ausführung

- Die Beine mit dem Ball anheben.
- Im Oberkörper aufrollen und die Hände rechts und links fest gegen den Ball drücken. Die Ellbogen zeigen dabei nach außen.
- Gleichzeitig den Ball mit den Knien zusammendrücken.
- Die Position ca. 15 Sekunden halten.
- Die Spannung mit dem Abrollen langsam lösen.

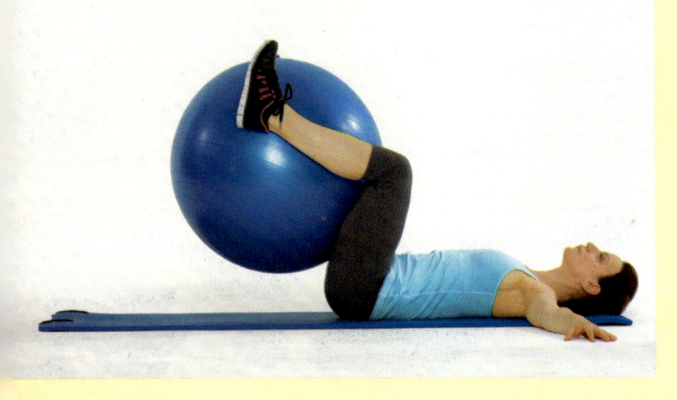

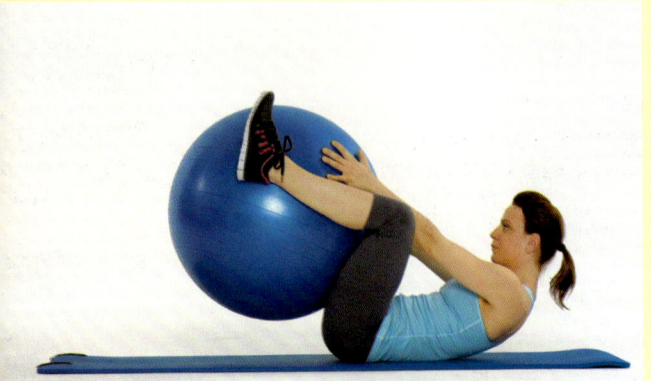

ÜBUNGEN FÜR DIE BAUCHMUSKULATUR

Crunch im Seitstütz

Die folgende Übung ist koordinativ sehr komplex und erfordert daher Konzentration und Körperbeherrschung. Sie trainiert die gesamte Körperseite und verleiht besonders den seitlichen Bauchmuskeln viel Kraft.

15 pro Seite   seitliche Bauchmuskulatur

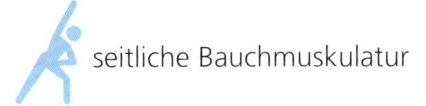

Ausgangsposition

- Seitenlage.
- Den unteren Arm aufstützen.
  Den Ellbogen unter der Schulter aufsetzen.
- Den oberen Arm anwinkeln.
  Die Fingerspitzen an die Schläfe legen.
- Beide Beine liegen übereinander.
- Die Beine leicht anheben.

Ausführung

- Beide Beine anwinkeln und Richtung Brust anziehen.
- Den oberen Ellbogen zu den Knien führen.
- Der Körper neigt sich dabei ganz leicht nach hinten, damit sich die Hüfte etwas leichter beugen kann.
- Die Beine nun im Wechsel ausstrecken und anziehen. Die Beine dabei oben halten.
- Nach 15 Wiederholungen die Seite wechseln.

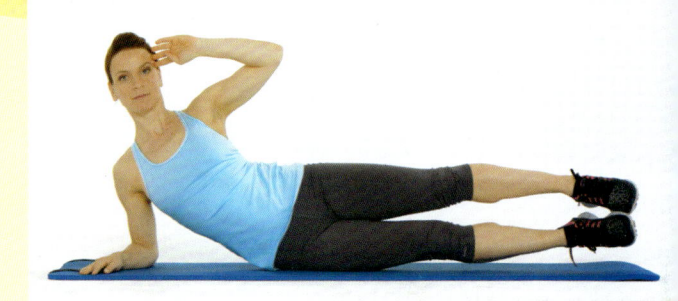

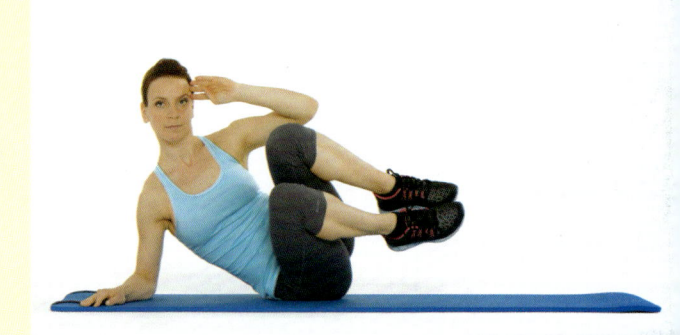

> **TIPP:** Wenn die Übung zu schwer ist, dann kann das untere Bein am Boden bleiben.

Body-Twist mit Basketball

Diese Übung stärkt vor allem die seitlich verlaufende Bauchmuskulatur, aber auch die unteren Bauchmuskeln sind stabilisierend beteiligt. Außerdem wird die Beweglichkeit der Wirbelsäule verbessert.

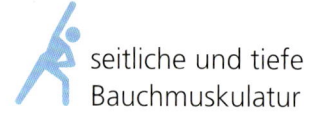

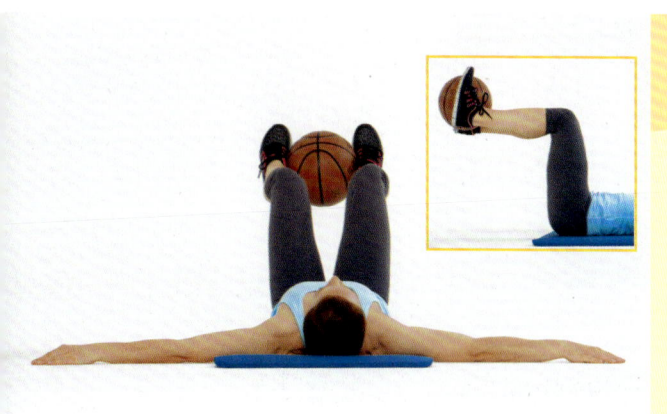

10 | seitliche und tiefe Bauchmuskulatur | Basketball

Ausgangsposition

- Rückenlage.
- Den Ball zwischen die Füße klemmen.
- Die Beine im rechten Winkel anheben, bis die Knie genau über der Hüfte stehen.
- Die Arme zur Seite austrecken.

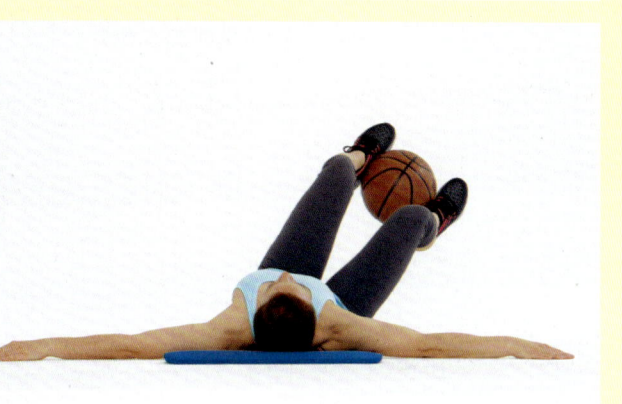

Ausführung

- Die Beine nun langsam und kontrolliert erst zu einer Seite ...
- ... und dann zur anderen Seite bewegen.
- Die Position dabei halten.
- Das Gewicht damit auf die rechte bzw. linke Gesäßhälfte verlagern.
- Die Schultern bleiben dabei immer am Boden.
- Die Richtungswechsel möglichst langsam und kontrolliert durchführen.

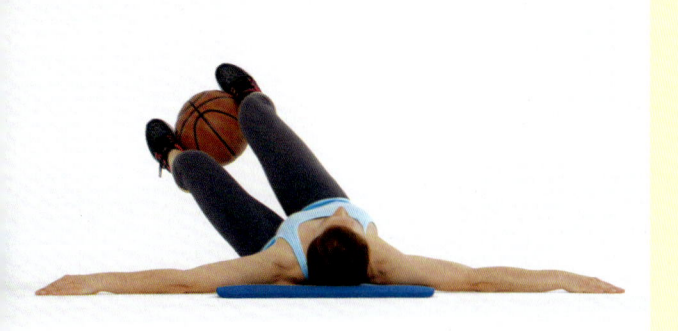

Hip-lift mit Fitnessband

Die folgende Übung beansprucht insbesondere den unteren Anteil der geraden Bauchmuskulatur. Durch den Widerstand des Fitnessbandes wird jedoch zusätzlich auch die tiefer liegende Beckenbodenmuskulatur gut erreicht.

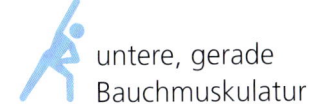

20 | untere, gerade Bauchmuskulatur | Fitnessband

Ausgangsposition

- Rückenlage.
- Die Beine anwinkeln und anheben, die Knie stehen genau über der Hüfte.
- Das Fitnessband knapp unterhalb der Knie über die Beine legen.
- Die Bandenden um die Hände wickeln, die Hände rechts und links neben dem Po auf den Boden legen, sodass das Band gespannt ist.

Ausführung

- Den Bauchnabel tief nach innen ziehen und die Bauchspannung damit aktivieren.
- Den Po langsam gegen den Widerstand das Bandes anheben …
- … und wieder senken, ohne ihn ganz abzulegen.
- Die Bewegung möglichst ohne Schwung ausführen, damit ausschließlich die Bauchmuskeln arbeiten können.

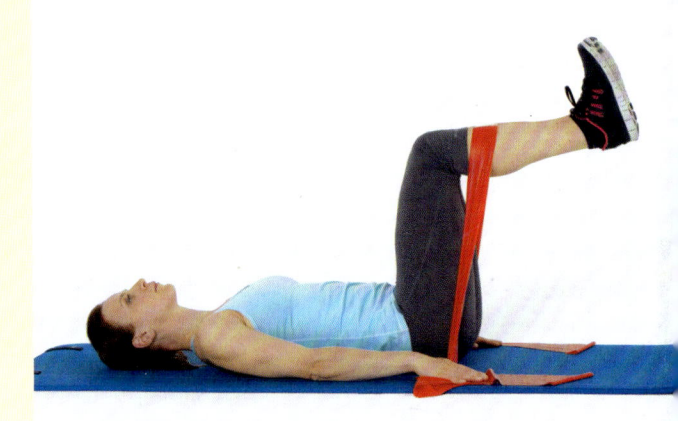

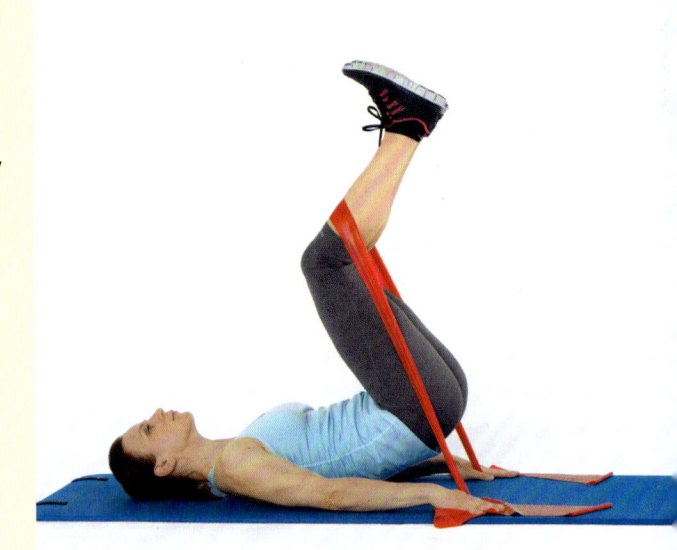

ÜBUNGEN FÜR DIE BAUCHMUSKULATUR

Seitliche Diagonale

Dies ist eine sehr effektive Variante, die seitliche Bauchmuskulatur zu definieren. Dadurch erhält auch die Taille mehr Form. Außerdem ist der gesamte Rumpf statisch und dynamisch beteiligt.

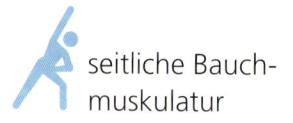

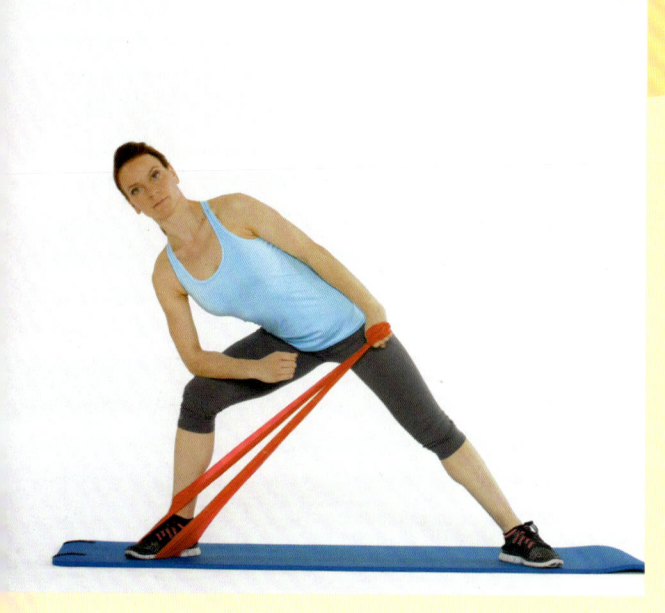

15 pro Seite | seitliche Bauchmuskulatur | Fitnessband

Ausgangsposition

- Aufrechter Stand, die Beine sind weit geöffnet.
- Den rechten Fuß auf das Band stellen.
- Den Oberkörper gerade nach rechts neigen.
- Das rechte Bein beugen.
- Mit dem rechten Ellbogen auf dem rechten Bein abstützen.
- Mit der linken Hand das andere Ende des Bandes straff halten.
- Den linken Arm gestreckt auf dem linken Bein ablegen.
- Den Oberkörper gerade halten.

Ausführung

- Den linken Arm in einer großen Bewegung über die Seite gestreckt nach oben führen, das Band also auseinanderziehen.
- Die Faust „steht" dann über der linken Schulter.
- Der Blick folgt der Hand.
- Den Oberkörper dabei gerade halten.

Crunch mit Ballwurf

Durch die Wurfbewegung in der Crunch-Position erhält diese Übung eine koordinative und intensivere Note. Trainiert wird dabei hauptsächlich die gerade Bauchmuskulatur.

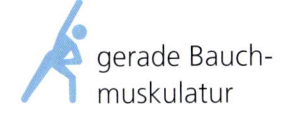

10 bis 15 | gerade Bauchmuskulatur | Basketball

Ausgangsposition

- Rückenlage.
- Die Beine angewinkelt aufsetzen.
- Den Ball in beide Hände nehmen und in Brusthöhe halten.

Ausführung

- Den Kopf zur Brust neigen.
- Im Oberkörper leicht aufrollen, bis die Schultern den Boden verlassen.
- In dieser Position den Ball mit den Händen nach oben drehen.
- Nun den Ball nach oben werfen …
- … und mit den Fingerspitzen federnd wieder fangen.
- Im Wechsel werfen und fangen, beim Werfen den Oberkörper leicht anheben.

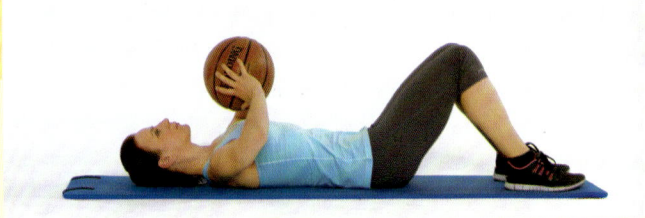

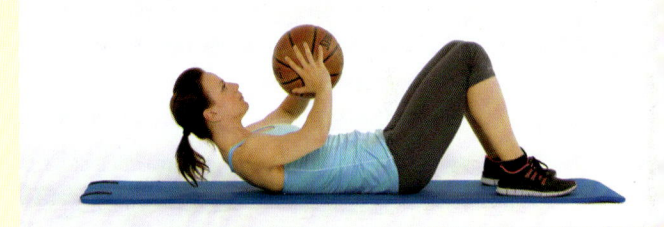

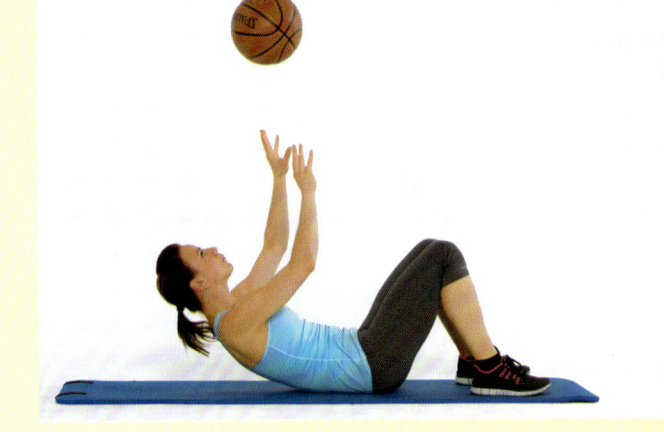

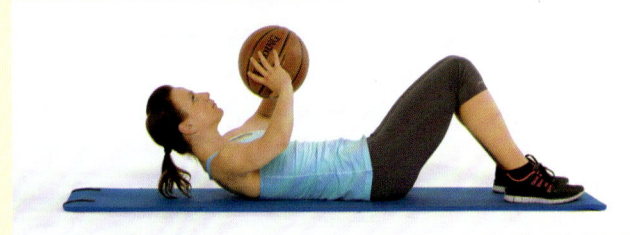

ÜBUNGEN FÜR DIE BAUCHMUSKULATUR

Russian Twist

Durch die Drehung im Oberkörper werden besonders die schrägen Bauchmuskeln gestärkt. Aber auch die geraden und unteren Anteile kommen haltend zum Einsatz.

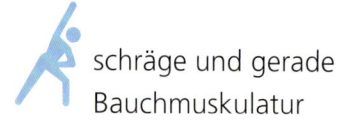

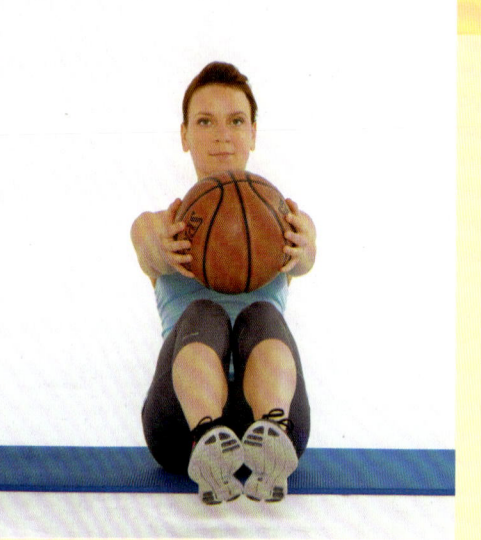

↻ 10 bis 15   schräge und gerade Bauchmuskulatur   Basketball

Ausgangsposition

- Aus dem Sitz die Beine angewinkelt aufsetzen.
- Den Oberkörper nach hinten absenken und die Füße leicht vom Boden lösen.
- Die Beine bleiben angewinkelt.
- Den Ball in beide Hände nehmen und mit gestreckten Armen vor dem Körper halten.

Ausführung

- Im Oberkörper zur Seite drehen und den Ball neben der Hüfte zum Boden bringen und kurz aufsetzen.
- Dann zur anderen Seite wechseln.
- Dabei den Schultergürtel und den Kopf mitdrehen.
- Die Beine während der gesamten Übung in der Luft halten.
- Den Bauchnabel tief nach innen ziehen.

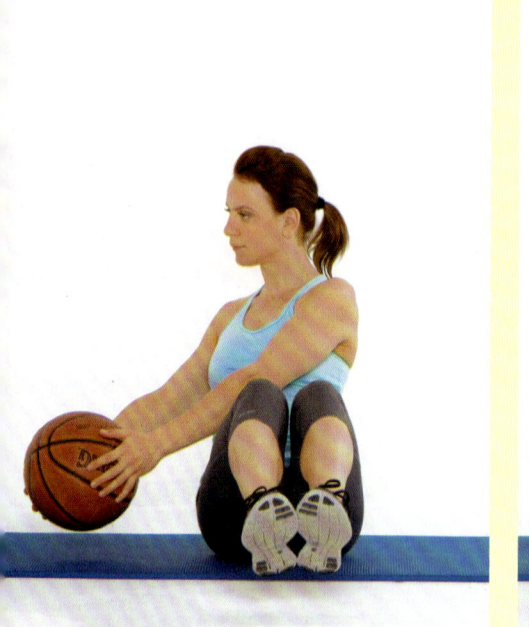

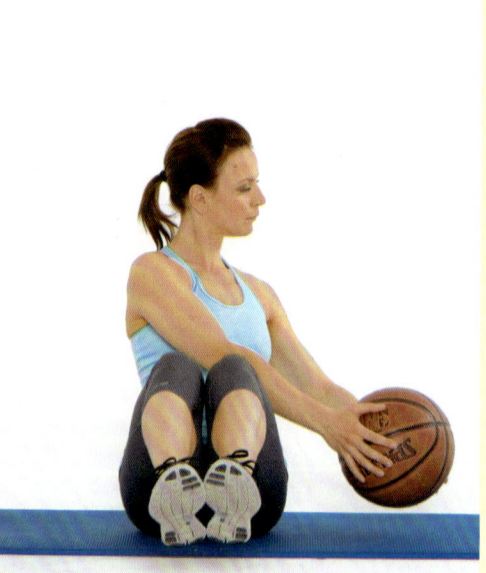

TIPP: Wenn die Position so nicht gehalten werden kann, können die Füße auch abgesetzt werden.

Handtuchziehen diagonal

Diese Übung ist sehr intensiv und erfordert eine hohe Stabilität im Rumpfbereich, daher ist sie eher für Geübte geeignet. Sie kräftigt vor allem die seitlichen Bauchmuskeln. Zur Ausführung ist ein glatter Boden notwendig.

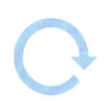

8 bis 10 pro Seite seitliche Bauchmuskulatur Handtuch

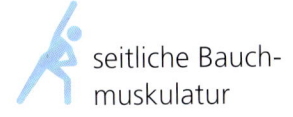

Ausgangsposition

- Liegestützposition.
- Die Füße sind auf dem Handtuch aufgestellt.
- Die Hände befinden sich unter den Schultern.

Ausführung

- Die Beine nach links eindrehen, so dass der rechte Fuß nun auf dem linken liegt.
- Die Hüfte etwas beugen und die Beine anziehen und so das Handtuch unter den Körper ziehen.
- Die Knie zu den Armen führen.
- Im Schultergürtel stabil und fest bleiben.
- Dann zur anderen Seite wechseln.

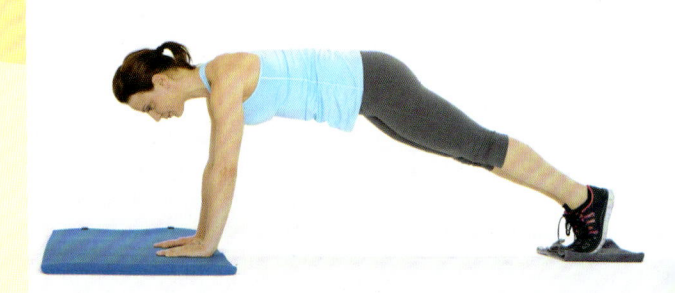

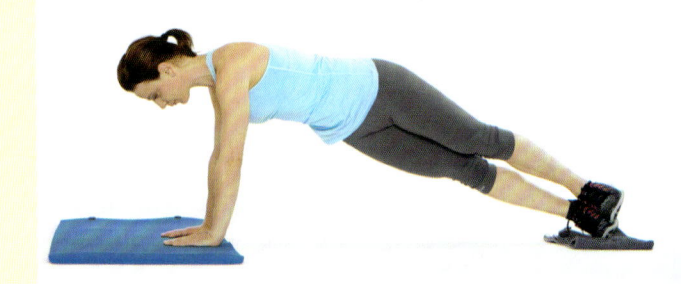

TIPP: Diese Übung unbedingt langsam und kontrolliert ausführen.

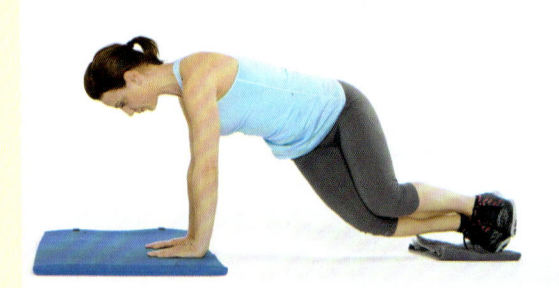

ÜBUNGEN FÜR DIE BAUCHMUSKULATUR

Kletter-Crunch

Diese Übung, auch „Climber" genannt, ist ein Garant für einen definierten Sixpack. Sie trainiert vor allem die geraden Bauchmuskeln und verleiht der Köpermitte somit viel Kraft.

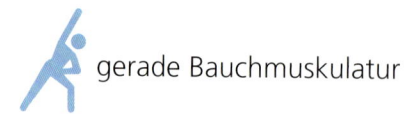

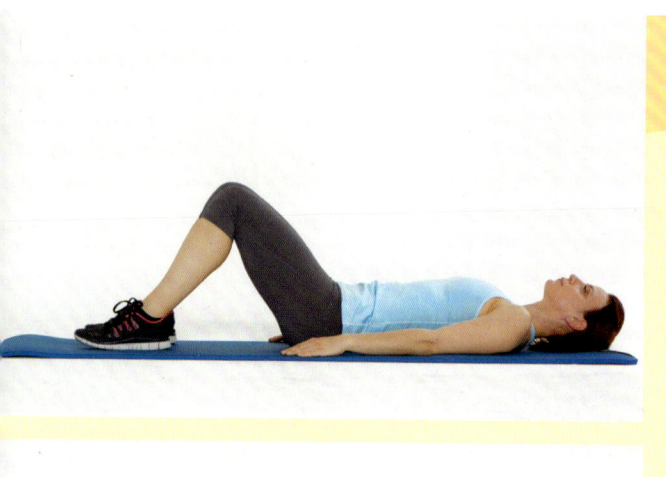

↻ 15 bis 20   gerade Bauchmuskulatur

Ausgangsposition

- Rückenlage.
- Die Beine angewinkelt aufstellen.
- Die Arme liegen neben dem Körper.

Ausführung

- Im Oberkörper aufrollen.
- Dabei ein imaginäres Seil, das von der Decke hängt, greifen und daran hochziehen.
- Die Hände beim Aufrollen übereinander setzen.
- Wieder abrollen und dabei die Hände untereinander an das imaginäre Seil setzen.
- Den Kopf nicht ganz ablegen, sondern immer das Kinn leicht zur Brust halten.

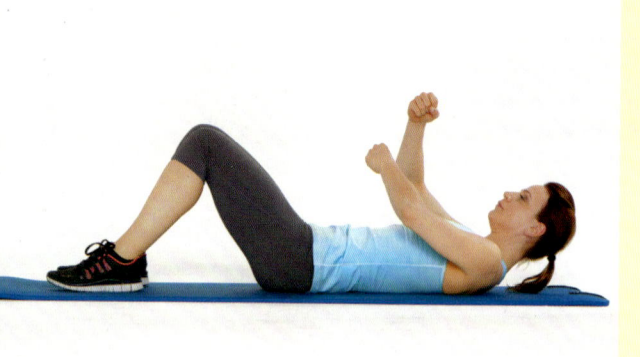

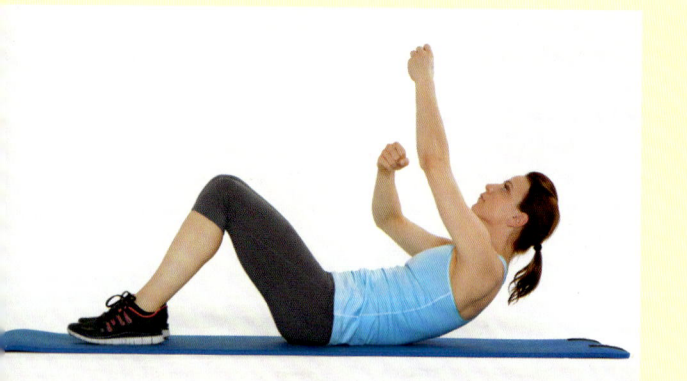

Beinscheren im Crunch

Diese Übung ist eine Crunch-Variante, bei der viele Muskelanteile im Bauch zum Einsatz kommen. Die dynamische Beinbewegung fördert noch einmal eine höhere koordinative Muskelarbeit. Dadurch ist die Übung intensiver.

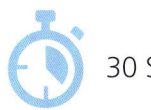

30 Sekunden   gesamte Bauchmuskulatur

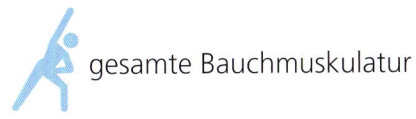

Ausgangsposition

- Rückenlage.
- Die Beine nach oben strecken.
- Die Fußsohlen zeigen zur Decke.
- Die Hände liegen verschränkt hinter dem Kopf.

Ausführung

- Im Oberkörper aufrollen.
- Die Füße kreuzen.
- Dabei den Kopf locker in den Händen liegen lassen.
- Das Kinn ist leicht zur Brust geneigt.
- Die Beine nun öffnen ...
- ... und wieder kreuzen.
- Immer im Wechsel.
- Die Fußspitzen sind während der Bewegung angezogen.

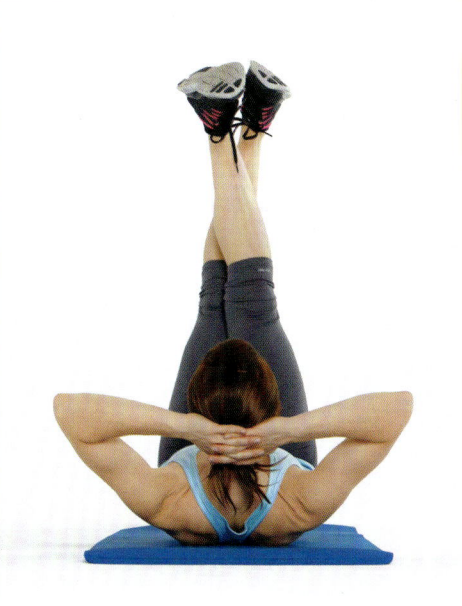

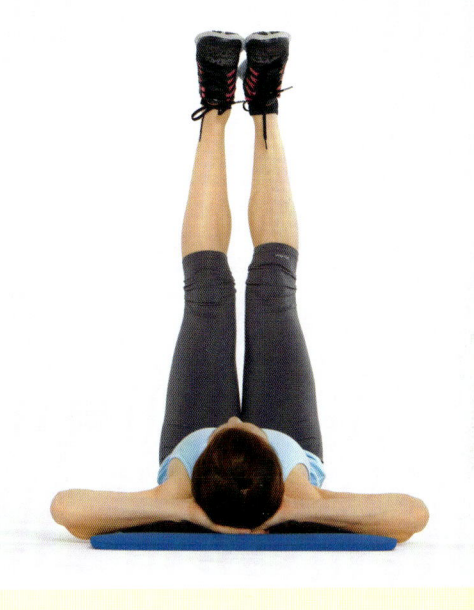

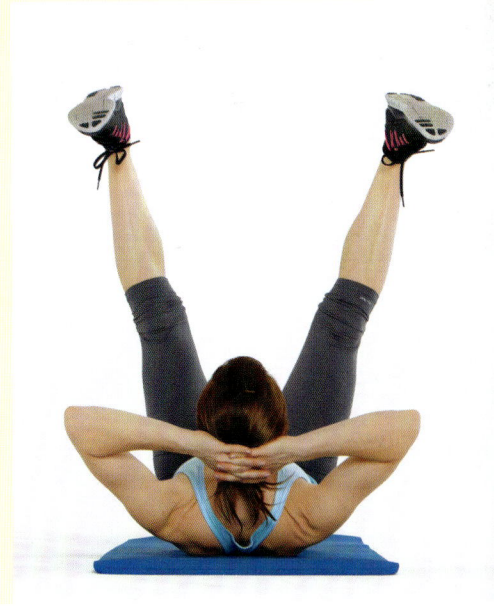

ÜBUNGEN FÜR DIE BAUCHMUSKULATUR

Übungen für die Rückenmuskulatur

Der Rücken wird im heutigen Alltag häufig zu wenig oder falsch belastet, Rückenschmerzen sind die Folge. Eine regelmäßige und gezielte Beanspruchung der Rückenmuskulatur ist daher sehr wichtig. Die folgenden Übungen bieten verschiedene Möglichkeiten, die Rückenmuskulatur zu stärken und dabei die Wirbelsäule zu entlasten. Als Aufwärmübungen eignen sich der Jumping Jack, das Schattenboxen oder der Swing.

Rumpfbeuge mit Fitnessband

Die klassische Rumpfbeuge trainiert die Rückenstrecker. Das Fitnessband intensiviert die Übung, die dennoch eher leicht ist.

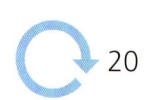

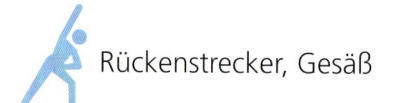

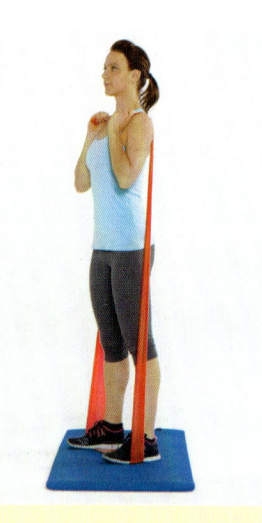

20 | Rückenstrecker, Gesäß | Fitnessband

Ausgangsposition

- Aufrechter Stand.
- Beide Füße stehen auf der Mitte des Bandes.
- Die Bandenden um die Hände wickeln, so dass das Band gespannt ist.
- Die Hände auf die Schulter legen.

Ausführung

- In die Knie gehen, also die Beine beugen, den Po nach hinten schieben und das Gewicht auf die Fersen verlagern.
- Den Oberkörper gleichzeitig gerade nach vorn absenken. Der Rücken bleibt dabei gerade.
- Der Blick ist zum Boden gerichtet.
- Das Band bleibt gespannt, die Hände sind fest auf den Schultern fixiert.
- Wieder aufrichten.
- Im Wechsel absenken und aufrichten.

Kreuzheben mit Reisetasche

Dies ist eine typische Übung aus dem Bereich des funktionellen Trainings, denn sie eignet sich hervorragend, um ein rückengerechtes Heben im Alltag zu trainieren. Dabei werden der große Rückenmuskel und der Po gestärkt.

15   Rückenstrecker, Gesäß   Reisetasche

Ausgangsposition

- Aufrechter Stand.
- Die Beine sind schulterbreit geöffnet.
- Die Tasche liegt in beiden Händen und wird vor dem Körper gehalten.
- Die Arme sind gestreckt.

Ausführung

- Die Beine beugen und den Po weit nach hinten schieben.
- Das Gewicht verlagert sich dabei auf die Fersen.
- Den Oberkörper gerade und mit langer Halswirbelsäule nach vorn absenken, bis die Tasche fast den Boden berührt.
- Wieder aufrichten und erneut nach vorn beugen, immer im Wechsel.
- Der Oberkörper bildet dabei vom Kopf bis zum Steißbein eine gerade Linie.
- Die Tasche möglichst nah am Körper halten.

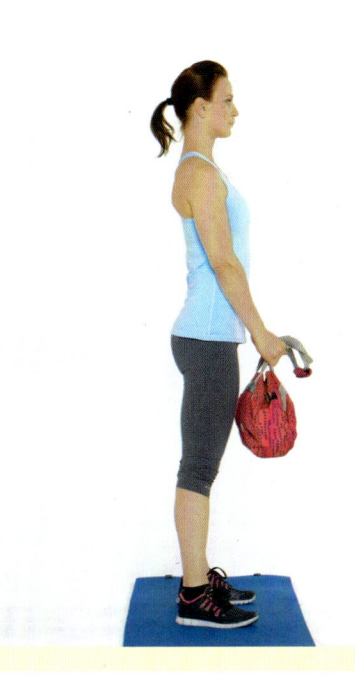

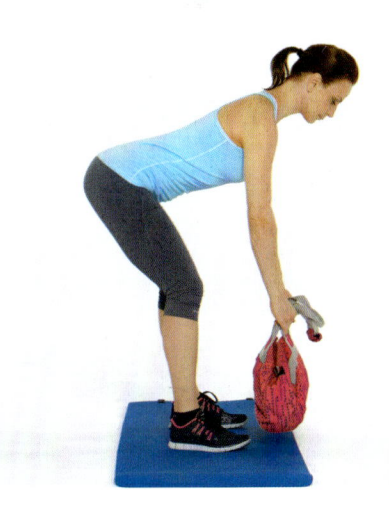

Rumpfdrehen mit Basketball

Diese Übung trainiert speziell die seitliche Rumpfmuskulatur, die maßgeblich für die Rotation in der Wirbelsäule verantwortlich ist. Das Rumpfdrehen verbessert also die Beweglichkeit im Oberkörper.

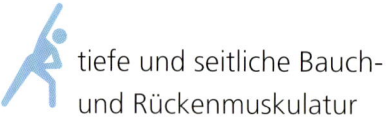

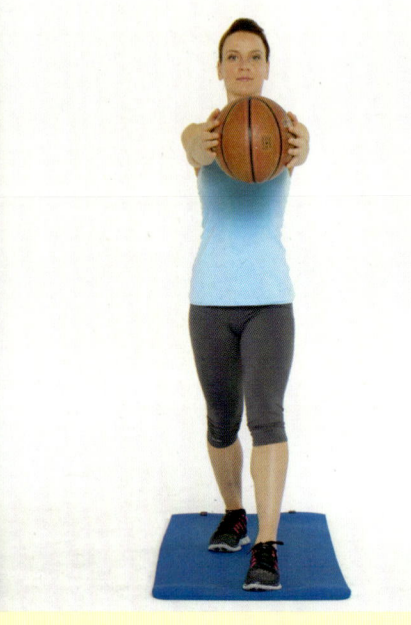

15 | tiefe und seitliche Bauch- und Rückenmuskulatur | Basketball

Ausgangsposition

- Aus dem aufrechten Stand in den Ausfallschritt kommen.
- Das vordere Bein leicht beugen.
- Den Ball in beide Hände nehmen.
- Die Arme auf Brusthöhe nach vorn strecken.
- Den Oberkörper gerade aufrichten.

Ausführung

- Im Oberkörper zur Seite drehen, den Ball mitführen.
- Der Blick folgt dem Ball.
- Das Becken ist fixiert und dreht nicht mit.
- Dann zur anderen Seite wechseln.

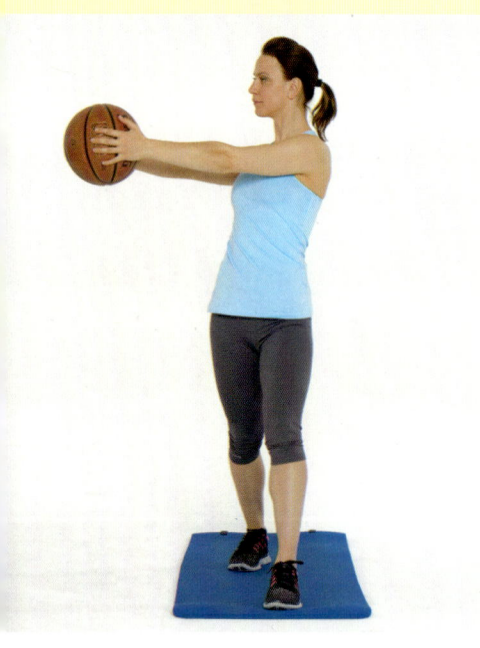

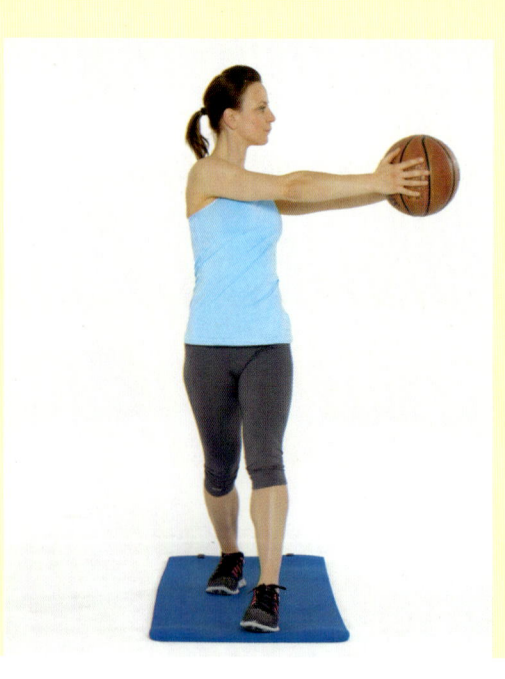

ÜBUNGEN FÜR DIE RÜCKENMUSKULATUR

Seitshift mit Fitnessband

Der Seitshift kräftigt besonders die seitliche Bauchmuskulatur. Auch der Rücken wird in der folgenden Übung statisch trainiert. Dadurch erhält die Wirbelsäule viel Stabilität.

20   oberer Rücken, Rückenstrecker   Fitnessband

Ausgangsposition

- Aufrechter Stand, die Beine sind weit geöffnet.
- Die Knie zeigen leicht nach außen.
- Der rechte Fuß steht auf der Bandmitte.
- Die Bandenden sind um die Hände gewickelt, die Arme vor der Brust überkreuzt.
- Das Band möglichst straff halten.
- Das rechte Bein leicht beugen und den Rücken gerade und tief nach rechts absenken.

Ausführung

- Den Oberkörper gerade zur Mitte aufrichten, bis die Schultern über dem Becken stehen. Beide Beine sind nun gestreckt.
- Anschließend zur anderen Seite beugen.

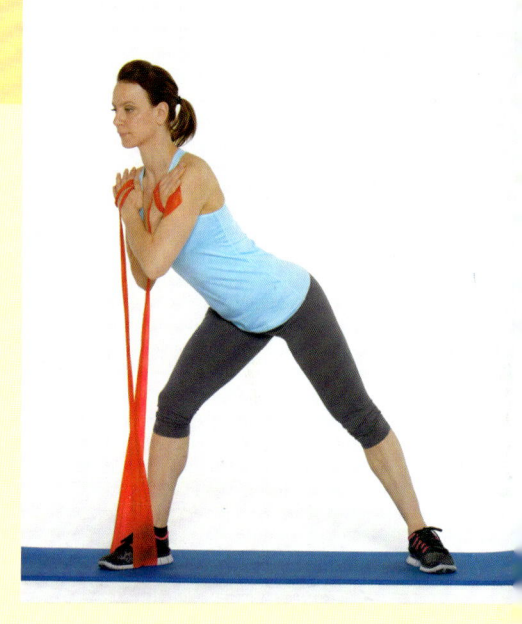

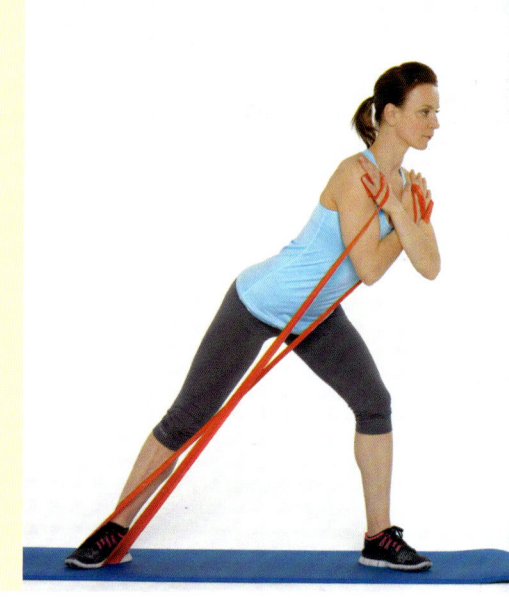

ÜBUNGEN FÜR DIE RÜCKENMUSKULATUR

Rumpfheben auf dem Gymnastikball

Das Rumpfheben auf dem Gymnastikball stabilisiert die Wirbelsäule in ihrer vollen Länge und hält sie zudem beweglich. Trainiert werden hierbei die großen, tiefliegenden Rückenmuskeln. Zur Ausführung ist eine Wand nötig.

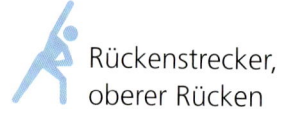

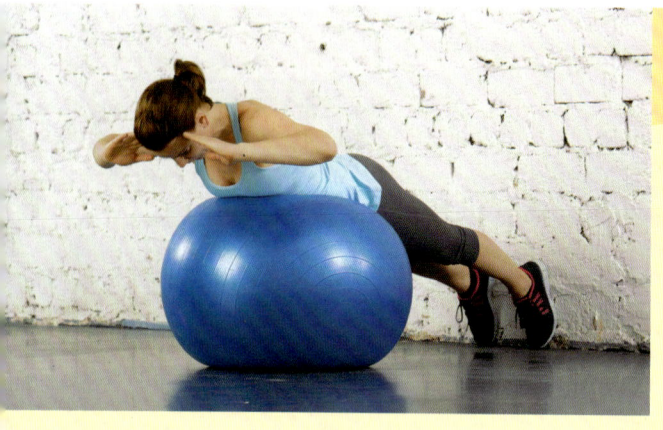

15 bis 20 | Rückenstrecker, oberer Rücken | Gymnastikball

Ausgangsposition

- Gymnastikball vor einer Wand platzieren.
- In Bauchlage so auf den Ball legen, dass das Becken aufliegt.
- Die Beine sind gestreckt.
- Die Fußspitzen sind auf dem Boden, die Fußsohlen an der Wand abgestützt.
- Der Oberkörper ist gerade und leicht angehoben.
- Die Arme sind angewinkelt, die Hände liegen an der Schläfe.
- Die Ellbogen ziehen nach außen.

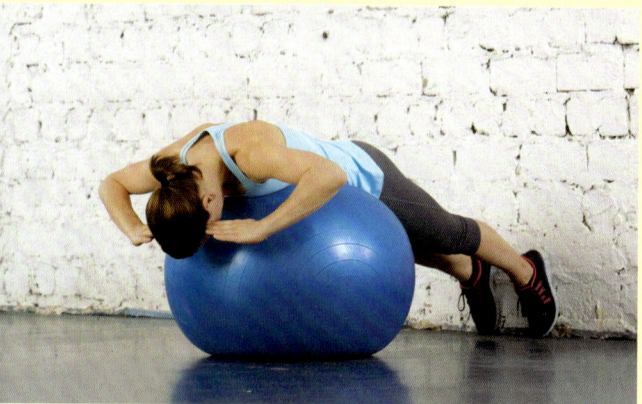

Ausführung

- Mit dem Oberkörper nach unten abrollen.
- Den Po dabei fest anspannen.
- Das Becken in den Ball drücken.
- Anschließend langsam wieder aufrichten, bis der Körper wieder in einer Linie ist.

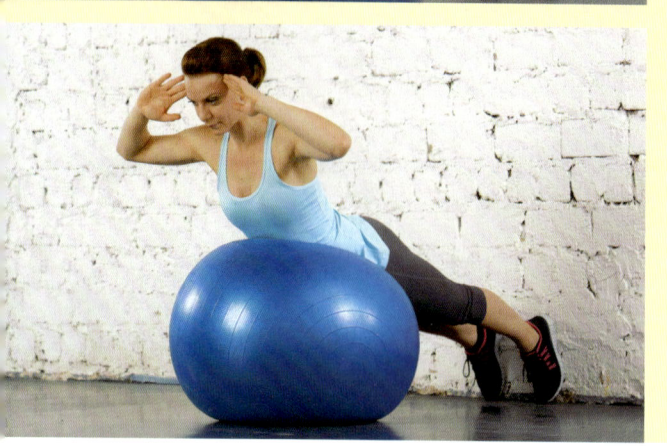

TIPP: Zur Entspannung danach einmal den Oberkörper vorne über den Ball hängen lassen.

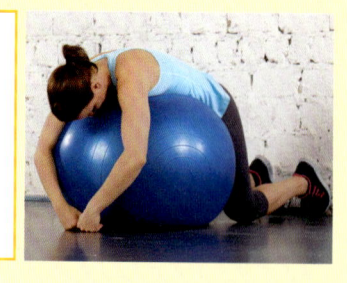

Kniestand mit Gymnastikball

Die Übung im Kniestand erfordert viel Krafteinsatz und Stabilisation des langen Rückenmuskels, der rechts und links entlang der Wirbelsäule liegt. Die Drehbewegung im Rumpf trainiert zudem die tieferliegende Rückenmuskulatur.

10 — Rückenstrecker, tiefe Rückenmuskulatur — Gymnastikball

Ausgangsposition

- Kniestand.
- Die Füße sind aufgestellt.
- Die Schultern stehen über dem Becken.
- Der Rücken ist gerade.
- Der Ball in beide Arme nehmen.
- Die Arme nach oben über den Kopf strecken.

Ausführung

- Den Po in Richtung Fersen zurückschieben, den Oberkörper dabei ganz gerade halten.
- Aus dieser Position den Ball senken und an der rechten Hüfte vorbeiführen.
- Im Schultergürtel mitdrehen und dem Ball mit dem Blick folgen.
- Den Ball wieder gerade über den Kopf heben ...
- ... und anschließend zur anderen Hüfte drehen.

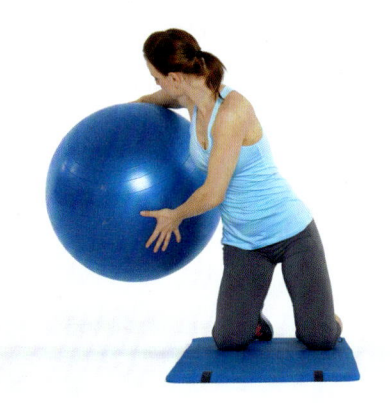

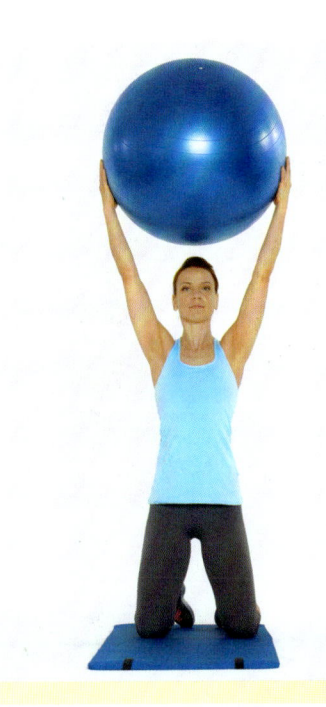

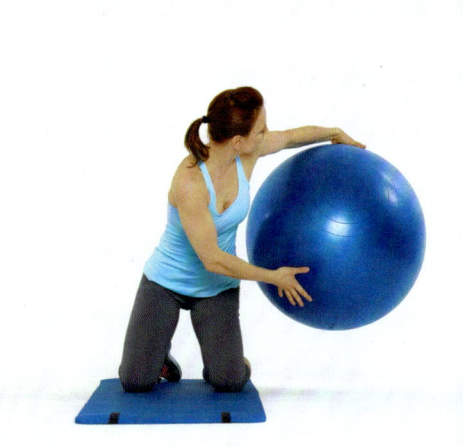

ÜBUNGEN FÜR DIE RÜCKENMUSKULATUR

Standwaage auf dem Handtuch

Die Standwaage sorgt für mehr Stabilität in der Rumpf- speziell der Rückenmuskulatur. Sie ist ein Balanceakt, der durch den Stand auf dem Handtuch noch intensiviert wird.

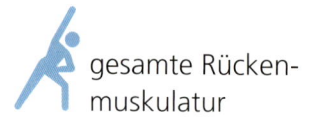

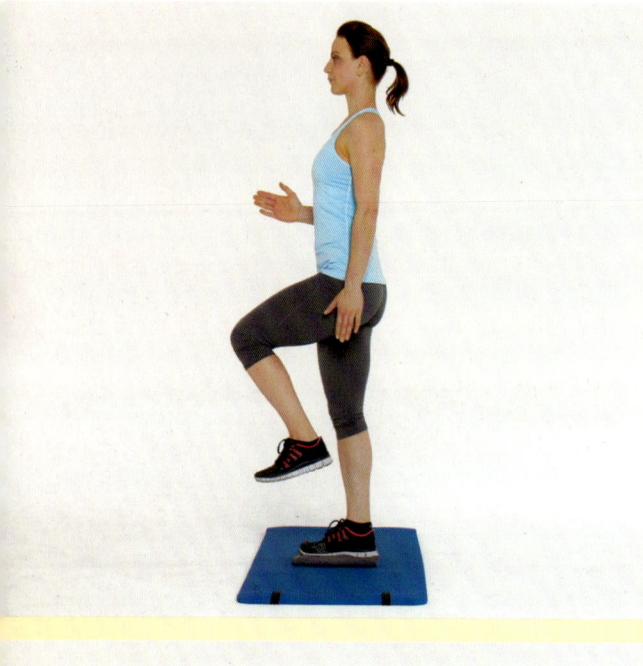

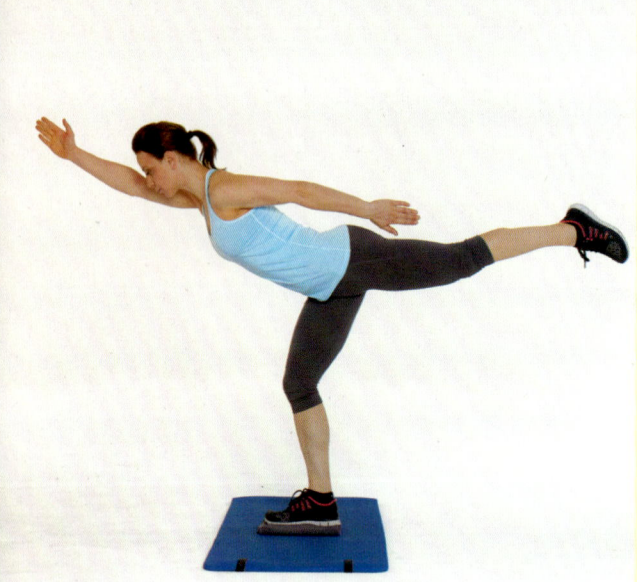

15 bis 20   gesamte Rückenmuskulatur   Handtuch

Ausgangsposition

- Aus dem aufrechten Stand das rechte Bein anwinkeln.
- Der Fuß ist in der Luft.
- Den rechten Arm anwinkeln, so dass im Ellbogen ein rechter Winkel entsteht.

Ausführung

- Den rechten Arm nach vorn strecken.
- Dabei den Oberkörper zeitgleich gerade nach vorn absenken und das linke Bein strecken und auf Pohöhe anheben.
- So waagerecht gehen wie möglich, ohne das Gleichgewicht zu verlieren.
- Anschließend in den Stand zurückkehren, ohne den Fuß abzusetzen.

Powerzug aus der Kniebeuge

Diese Übung verleiht dem Rücken Kraft und der Wirbelsäule Halt. Durch den Widerstand des Bandes ist sie besonders effektiv und sehr deutlich spürbar in der Rückenmuskulatur.

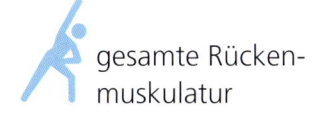

15 | gesamte Rückenmuskulatur | Fitnessband

Ausgangsposition

- Aufrechter Stand.
- Die Beine sind etwa schulterbreit geöffnet.
- Beide Füße stehen auf der Bandmitte.
- Die Bandenden sind um die Hände gewickelt, sodass das Band gespannt ist.
- Die Arme sind angewinkelt, die Handflächen vor dem Körper aneinandergelegt.
- Die Ellbogen zeigen nach außen.

Ausführung

- In die Kniebeuge gehen, den Po nach hinten schieben.
- Den Oberkörper etwas nach vorn absenken und gleichzeitig die Arme gegen den Widerstand des Bandes vor dem Kopf nach oben strecken.
- Die Handflächen bleiben zusammen.
- Den Rücken gerade halten.

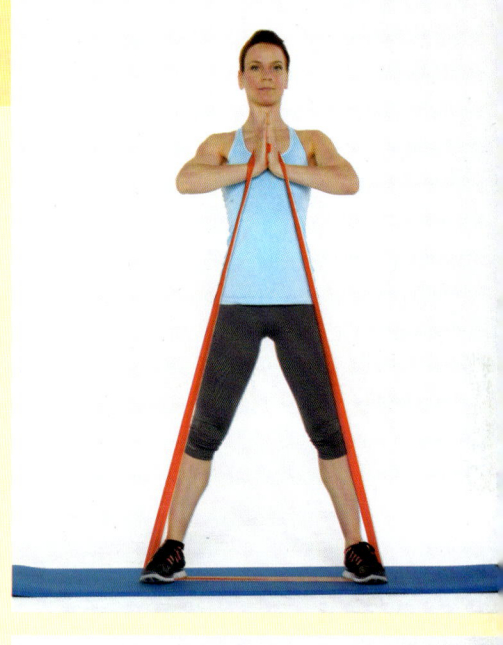

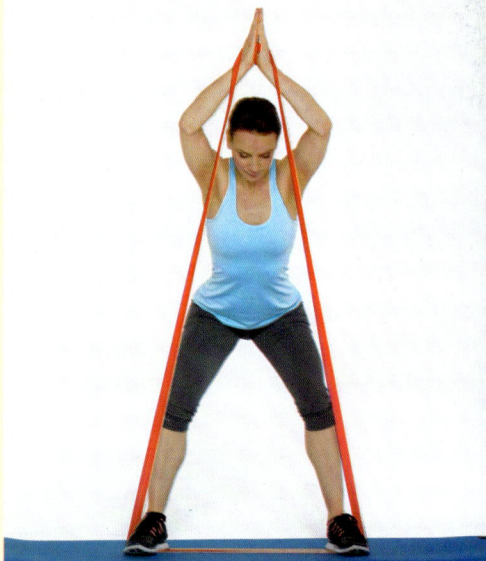

Beinheben auf dem Gymnastikball

Diese Übung kräftigt vor allem die Muskulatur im unteren Rücken und schützt damit die häufig sehr empfindliche Lendenwirbelsäule. Auch der Gesäßmuskel ist im Einsatz. Er stabilisiert Lendenwirbelsäule, Becken und Hüfte.

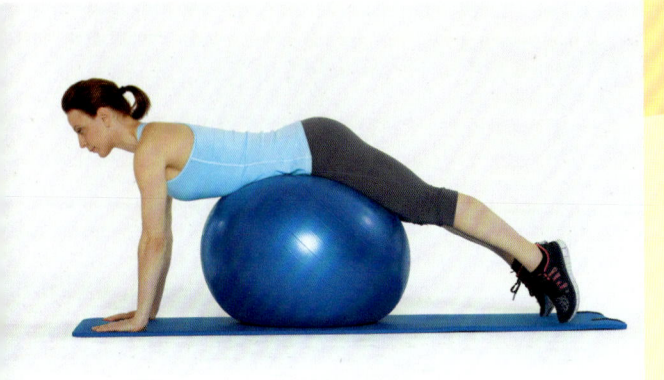

20 | unterer Rücken | Gymnastikball

Ausgangsposition

- In der Bauchlage auf den Ball legen, sodass das Becken auf dem Ball liegt.
- Die Hände unter den Schultern auf dem Boden aufsetzen.
- Die Füße aufstellen.

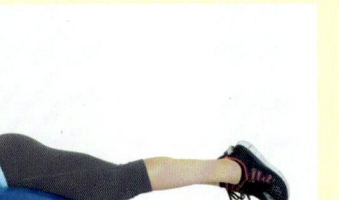

Ausführung

- Die Beine langsam vom Boden lösen und gestreckt bis auf Pohöhe anheben.
- Das Becken fest in den Ball drücken.
- Den Bauchnabel tief nach innen ziehen.
- Den Rücken gerade halten und die Schultern weit weg von den Ohren ziehen.
- Nun die Beine aus dieser Position so kontrolliert wie möglich langsam heben ...
- ... und wieder senken.

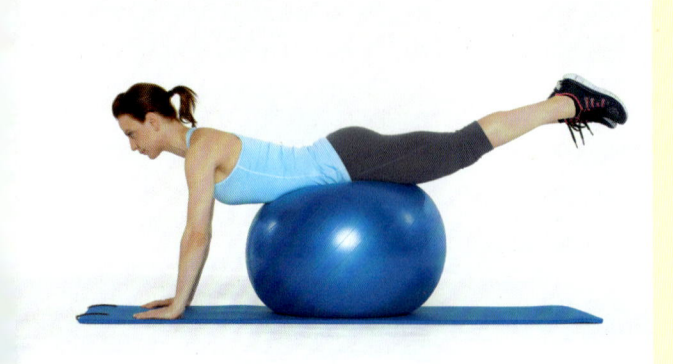

Rudern mit Reisetasche

Diese Übung stärkt den oberen Rücken. Eine regelmäßige Ausführung verhindert einen Rundrücken und ermöglicht eine aufrechte Haltung. Auch die häufig verspannte Nackenmuskulatur wird dadurch entlastet.

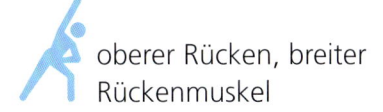

15 bis 20 | oberer Rücken, breiter Rückenmuskel | Reisetasche

Ausgangsposition

- Schulterbreiter Stand.
- Die Beine sind gebeugt.
- Das Körpergewicht ist auf den Fersen.
- Die Tasche liegt mit der langen Seite zum Körper zwischen bzw. vor den Beinen.
- Der Oberkörper ist gerade nach vorn abgesenkt.
- Der Blick ist zum Boden gerichtet.

Ausführung

- Die Griffe der Tasche nehmen.
- Die Arme anwinkeln, die Ellbogen zeigen nach außen.
- Die Tasche zur Brust anheben und zur Brust ziehen.
- Anschließend wieder absenken, ohne die Tasche abzulegen.
- Den Rücken die ganze Zeit gerade und fixiert halten.
- Den Bauchnabel zur Wirbelsäule ziehen, damit der Druck auf die Lendenwirbelsäule abgefangen wird.

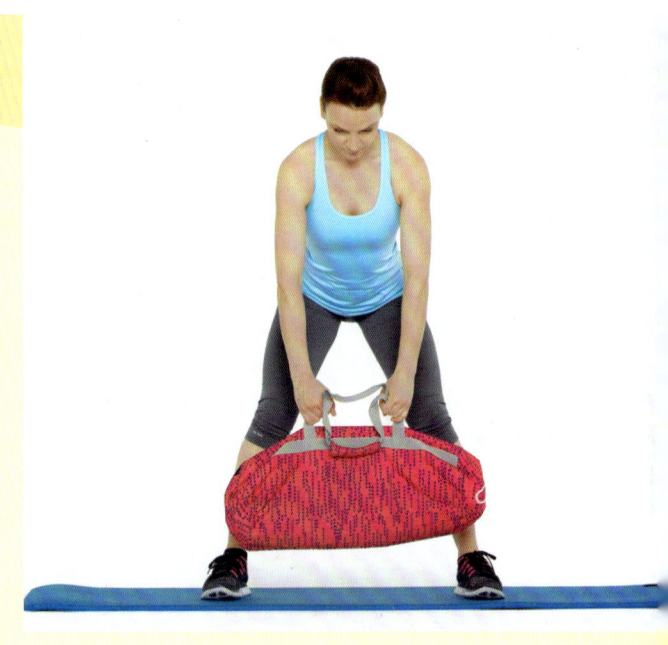

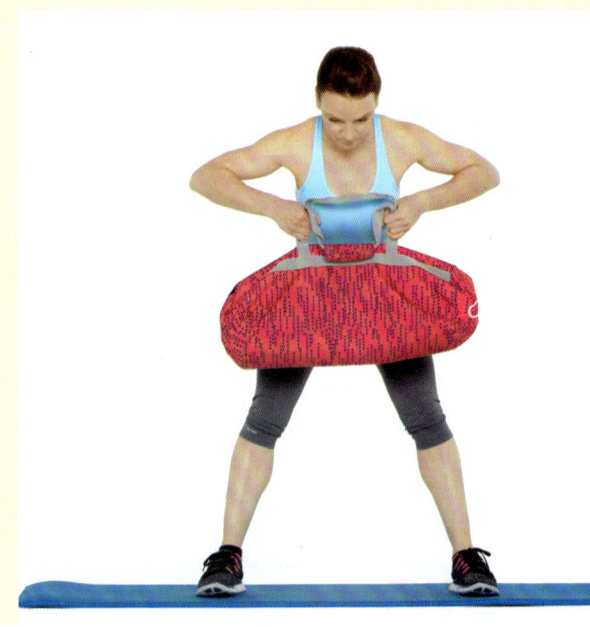

ÜBUNGEN FÜR DIE RÜCKENMUSKULATUR

Schwimmer

Der Schwimmer sorgt für ein starkes und stabiles Rückgrat. Er trainiert die gesamte Muskulatur des Rückenstreckers und aktiviert die tiefliegenden Muskeln, die der Wirbelsäule viel Halt verleihen.

↻ 15   Rückenstrecker, Schultermuskulatur

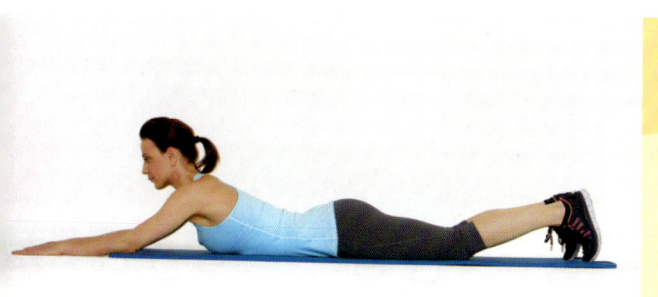

Ausgangsposition

- Bauchlage.
- Die Fußspitzen sind aufgestellt.
- Die Arme liegen vor dem Körper.
- Der Blick ist zum Boden gerichtet.

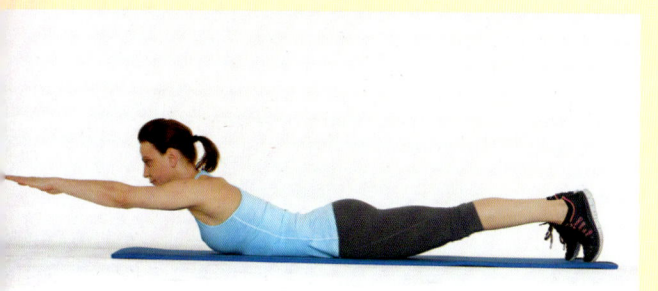

Ausführung

- Die Knie vom Boden lösen.
- Das Becken in den Boden drücken, dabei den Bauchnabel tief zur Wirbelsäule nach innen ziehen.
- Den Oberkörper langsam vom Boden heben.
- Die Arme vom Boden heben.
- Nun die Handflächen nach außen drehen und die Arme wie bei einem Brustschwimmzug zum Körper ziehen …
- … und anschließend wieder zurückführen.

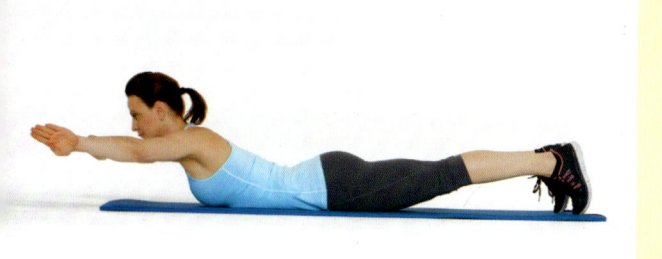

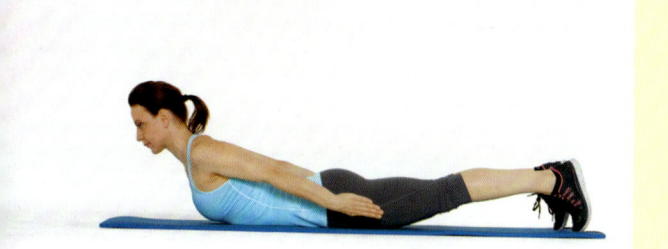

Rumpfdrehen in Vorbeuge

Diese Übung stärkt auf sehr effektive Weise den gesamten Rumpf und trainiert insbesondere die tiefliegenden Muskeln des Rückenstreckers. Durch den Armeinsatz wird auch die Muskulatur zwischen den Schulterblättern erreicht.

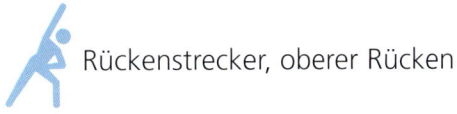

10 — Rückenstrecker, oberer Rücken

Ausgangsposition

- Aufrechter Stand. Die Beine sind hüftbreit geöffnet.
- Den Oberkörper gerade nach vorn beugen.
- Den Blick zum Boden halten.
- Die Beine beugen.
- Den Po zurückschieben und das Gewicht auf die Fersen verlagern.
- Die Hände zu Fäusten ballen und die Arme in Richtung Boden strecken.

Ausführung

- Den Oberkörper nach rechts drehen und den rechten Arm zur Decke strecken. Dabei die Hand öffnen.
- Der Blick folgt der Bewegung.
- Das Becken festhalten.
- In den Knien ganz leicht mitdrehen.
- Der Rücken bleibt gerade und abgesenkt.
- Wieder in die Ausgangsposition und dann zur anderen Seite drehen.

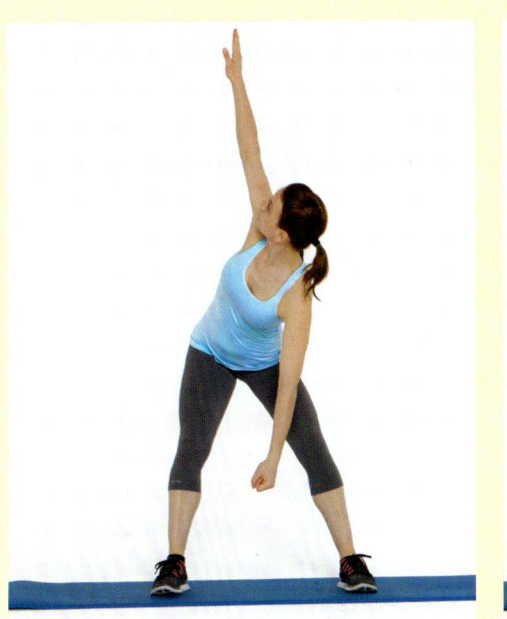

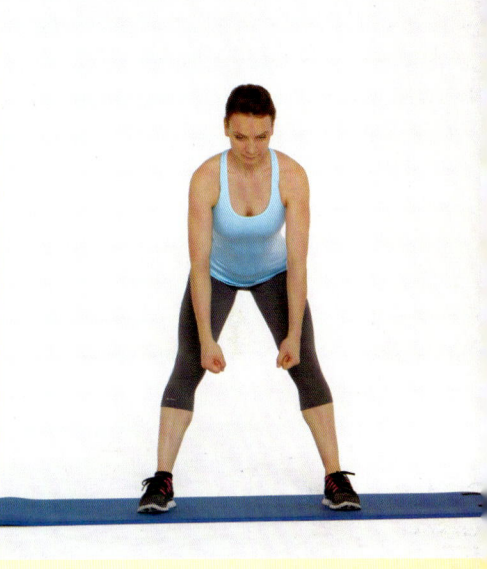

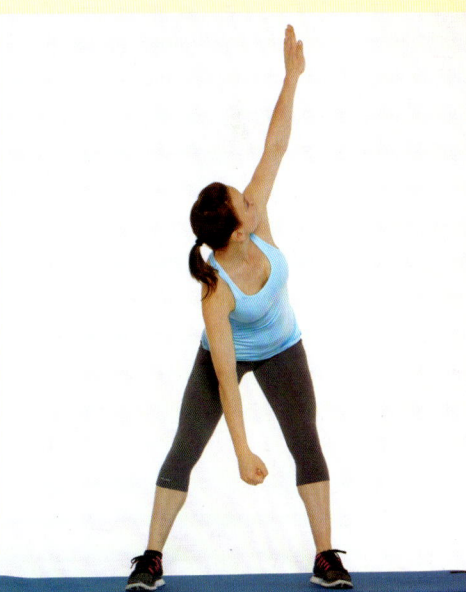

ÜBUNGEN FÜR DIE RÜCKENMUSKULATUR

Übungen für die Bein- und Gesäßmuskulatur

>> Starke Beine bilden das Fundament für viele Bewegungen und entlasten das oft überbeanspruchte Kniegelenk. Eine gut ausgebildete Gesäßmuskulatur ist maßgebend für die Bewegungsführung und Sicherung unserer Hüftgelenke. Zum Aufwärmen der Bein- bzw. Pomuskeln sind Übungen wie Skipping, Dribbeln oder Skater sehr gut geeignet.

Kniebeuge mit Reisetasche

Dies ist eine Basisübung des funktionellen Trainings, lässt sich vielfach kombinieren und trainiert hauptsächlich die Oberschenkel- und Gesäßmuskulatur.

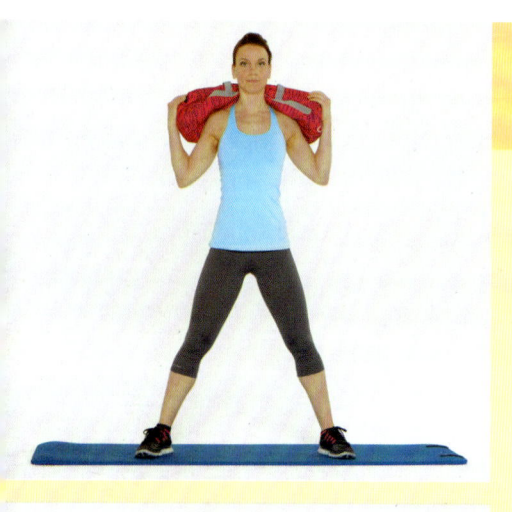

⟳ 20   Oberschenkel, Gesäß   Reisetasche

Ausgangsposition

- Aufrechter Stand.
- Die Beine sind etwas weiter als schulterbreit geöffnet.
- Die Füße sind leicht nach außen gedreht.
- Die Tasche liegt auf den Schultern und wird mit beiden Händen festgehalten.

Ausführung

- In die Kniebeuge gehen, den Po dabei weit zurückschieben.
- Das Gewicht auf die Fersen verlagern.
- Den Oberkörper gleichzeitig nach vorn neigen, den Rücken dabei gerade halten.
- Der Blick ist zum Boden gerichtet.
- Wieder aufrichten. Immer im Wechsel.

Kniebeuge im Ausfallschritt

Die Kniebeuge im Ausfallschritt kräftigt die gesamte Bein- und Gesäßmuskulatur und stabilisiert die Kniegelenke. Die versetzte Beinposition fördert zudem Koordinationsvermögen und Gleichgewichtssinn.

15 pro Seite   Oberschenkel, Gesäß   Reisetasche

Ausgangsposition

- Aus dem aufrechten Stand einen großen Ausfallschritt nach vorn machen.
- Die hintere Ferse vom Boden lösen.
- Das vordere Bein leicht beugen.
- Den Oberkörper aufrecht, die Schultern über dem Becken halten.
- Die Tasche in der rechten Hand halten, den Arm lang lassen.

Ausführung

- Das vordere Bein beugen, bis der Oberschekel parallel zum Boden steht.
- Das hintere Knie dabei zum Boden führen.
- Der Oberkörper bleibt gerade und aufrecht.
- Die Tasche liegt in der rechten Hand, der Arm ist lang.

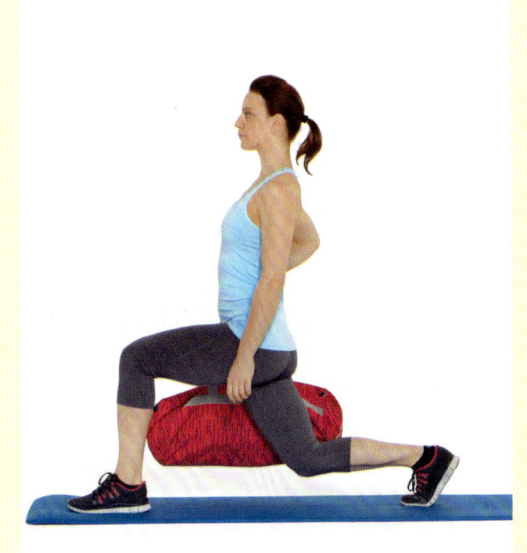

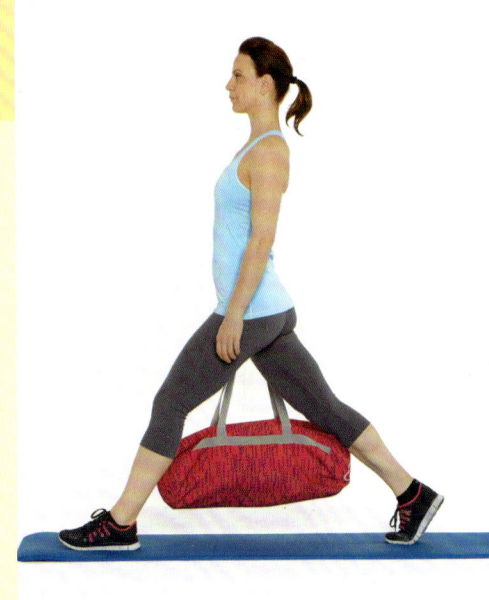

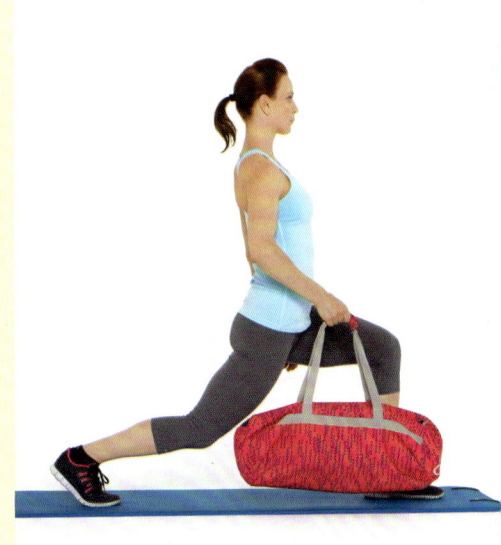

ÜBUNGEN FÜR DIE BEIN- UND GESÄSSMUSKULATUR

Hüftstrecker im Sitz

Diese Übung stärkt die gesamte Körperrückseite. Besonders stabilisierend ist die Muskulatur der Beinrückseite im Einsatz. Eine komplexe Übung, die auch den Rumpf stärkt und die Schultern beweglich hält.

↻ 20   Oberschenkelrückseite, Gesäß

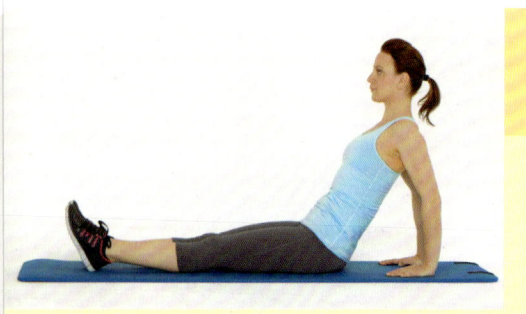

Ausgangsposition

- Sitz auf dem Boden.
- Der Oberkörper ist leicht nach hinten geneigt.
- Die Hände sind hinter dem Körper aufgestützt.
- Die Finger zeigen zum Po.
- Die Beine sind lang.

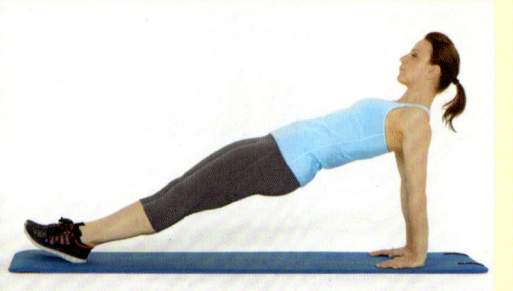

Ausführung

- Die Schulterblätter zusammenziehen und den Po vom Boden heben.
- Die Füße nach vorn strecken.
- Der Körper bildet von den Füßen bis zu den Schultern eine Linie.
- Dann den Po senken, ohne ihn ganz abzusetzen …
- … und anschließend wieder heben.

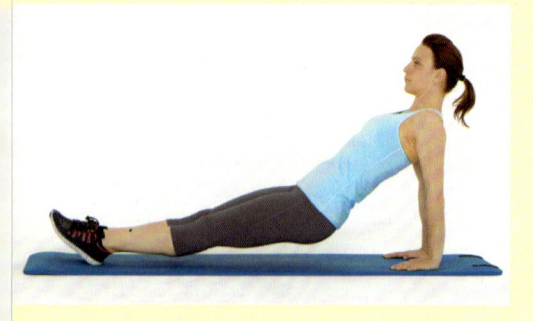

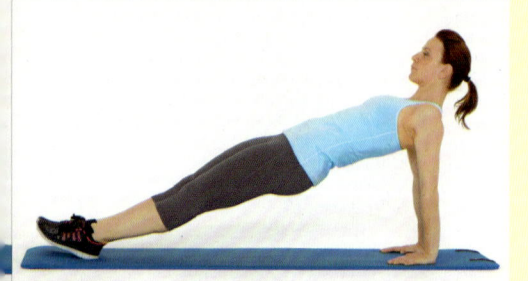

Beincurl auf dem Gymnastikball

Durch die Streckung in der Hüfte werden vor allem die Gesäßmuskulatur und der hintere Oberschenkel stark beansprucht. Den Ball unter Kontrolle zu halten, fordert zudem die Tiefenmuskulatur heraus.

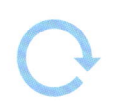

15 bis 20   großer Gesäßmuskel, Oberschenkelrückseite   Gymnastikball

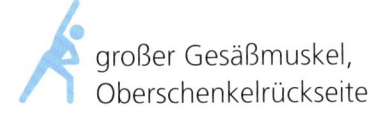

Ausgangsposition

- Rückenlage.
- Der Ball liegt in Fußhöhe.
- Die Füße liegen auf dem Ball, die Beine sind gestreckt.
- Die Arme liegen ausgestreckt neben dem Körper.

Ausführung

- Das Becken anheben, bis der Körper in einer Linie steht, dabei Spannung in Bauch und Po aufbauen.
- Die Fußspitzen anziehen und den Ball mit einem Beugen der Beine an den Körper heranziehen, bis ein rechter Winkel im Knie entsteht.
- Beim Strecken des Körpers darauf achten, dass der Po nicht zu weit nach unten wandert.

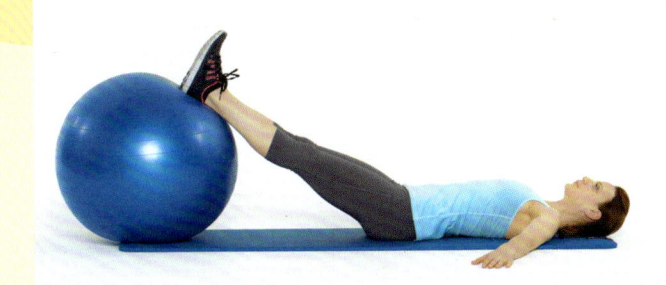

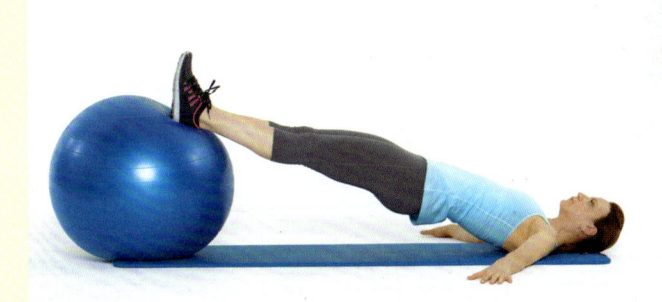

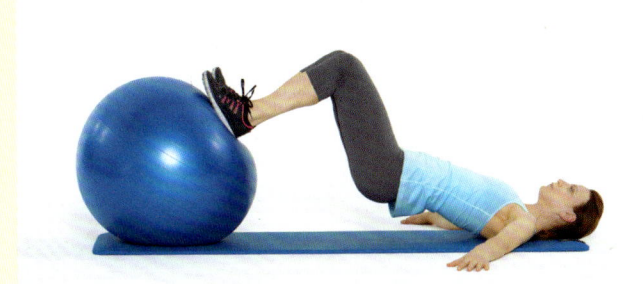

Einbeinige Kniebeuge

Diese Übung ist sehr intensiv und anspruchsvoll, da sie einbeinig ausgeführt wird, und das Gleichgewicht gehalten und der Ball kontrolliert werden muss. Trainiert wird dabei hauptsächlich der Gesäßmuskel, der Hüfte und Becken stabilisiert.

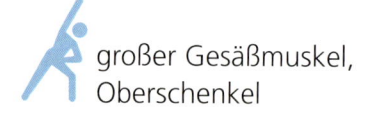

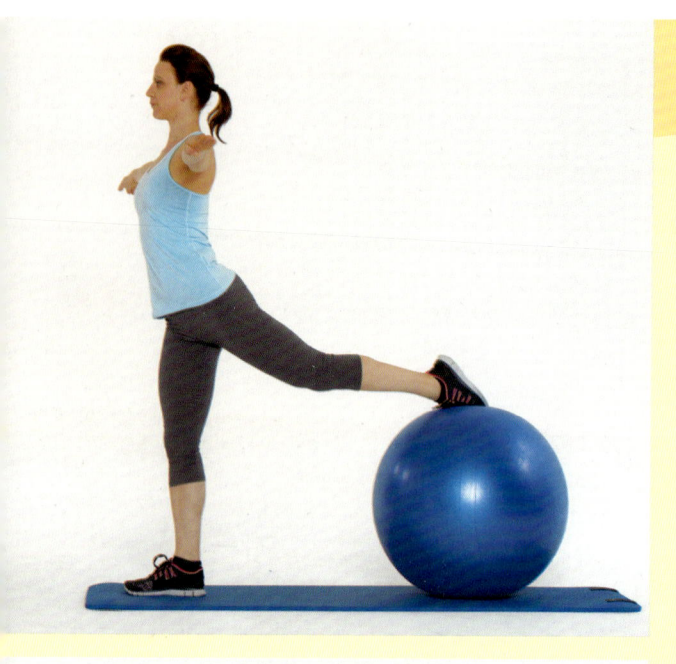

- 15 pro Seite
- großer Gesäßmuskel, Oberschenkel
- Gymnastikball

Ausgangsposition

- Aufrechter Stand.
- Der Ball liegt hinter dem Körper.
- Ein Bein nach hinten anheben und den Fuß auf dem Ball ablegen.
- Die Arme sind zur Seite ausgestreckt.

Ausführung

- Das vordere Bein langsam im Wechsel beugen ...
- ... und wieder strecken.
- Das Knie dabei möglichst über dem Knöchel halten.
- Der Oberkörper ist aufrecht und die Schultern stehen über dem Becken.

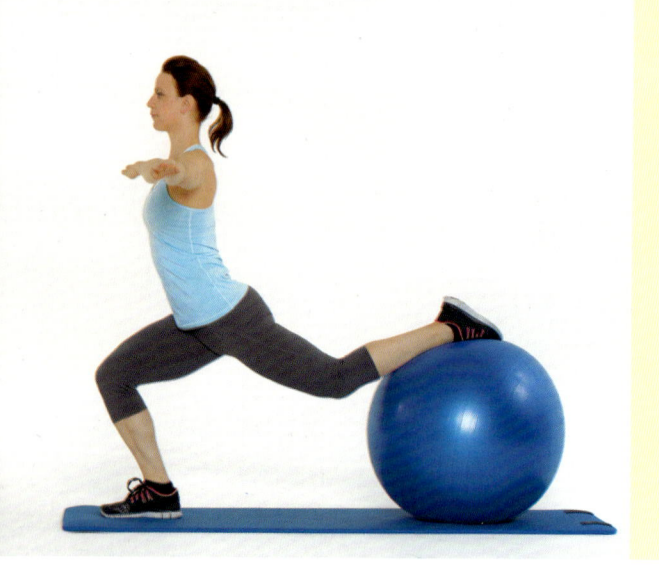

TIPP: Wenn die Balance auf dem Ball kaum gehalten werden kann, die Übung vor einer festen „Ablage" ausführen, also den Fuß z. B. auf einer Treppenstufe oder einem Stuhl absetzen.

Running im Seitstütz

Diese Übung trainiert vor allem die Muskeln der Innenschenkel. Durch die Stützposition wird aber gleichzeitig die seitliche Bauch- und die Schultermuskulatur gestärkt. Zur Ausführung ist ein glatter Boden notwendig.

15 pro Seite   innerer Oberschenkel   2 Handtücher

Ausgangsposition

- Seitstütz.
- Den unteren Ellbogen im rechten Winkel ablegen.
- Die Handtücher liegen gefaltet in Fußhöhe.
- Die Beine liegen überkreuzt hintereinander auf dem Boden, je ein Fuß auf einem Handtuch.
- Der untere Fuß liegt mit der Außenkante, der obere mit der Innenkante auf dem Handtuch.

Ausführung

- Das Becken anheben.
- Mit der oberen Hand vor dem Körper abstützen.
- Beide Beine im Wechsel zum Körper anziehen, mit Druck in den Boden.
- Das Becken stabil und fest in der Position halten.
- Anschließend die Seiten wechseln.

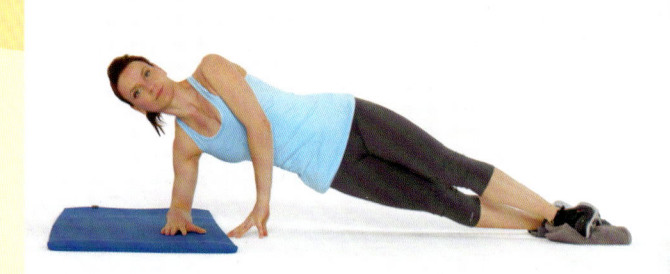

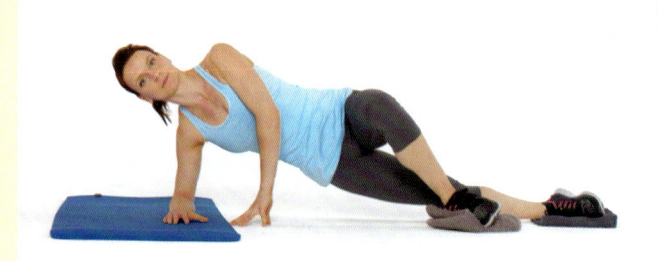

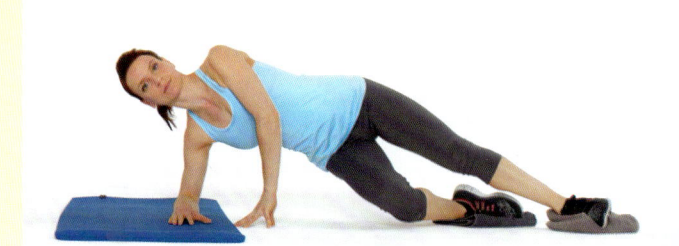

Diagonale im Stand

Hier ist wieder das Gleichgewicht gefragt. Trainiert werden vor allem der äußere Oberschenkel und der Po. Aber auch der Rumpf wird gestärkt, da er den Körper gegen die Bewegung und den Widerstand stabil halten muss.

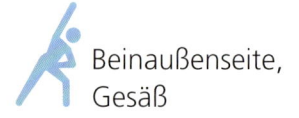

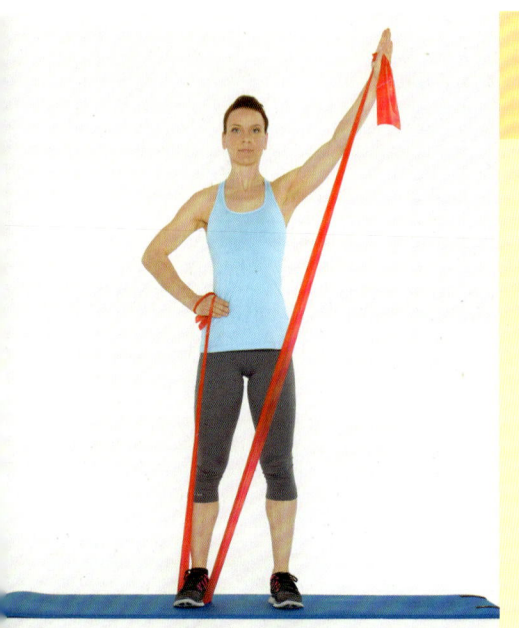

20 pro Seite · Beinaußenseite, Gesäß · Fitnessband

Ausgangsposition

- Aufrechter Stand.
- Die Beine sind etwa schulterbreit geöffnet.
- Der rechte Fuß steht auf dem Band.
- Das rechte Bein ist leicht gebeugt.
- Das kürzere Ende des Bandes mit der rechten Hand in die Hüfte klemmen.
- Das andere Ende in die linke Hand nehmen und den linken Arme nach links oben ausstrecken.
- Das Band ist gestrafft.

Ausführung

- Das Gewicht auf das linke Bein verlagern und den rechten Fuß vom Boden lösen.
- Das rechte Bein gegen den Widerstand des Bandes gestreckt zur Seite anheben …
- … und wieder senken.
- Die Hüfte dabei möglichst unbewegt und parallel zum Boden halten.
- Anschließend die Seiten wechseln.

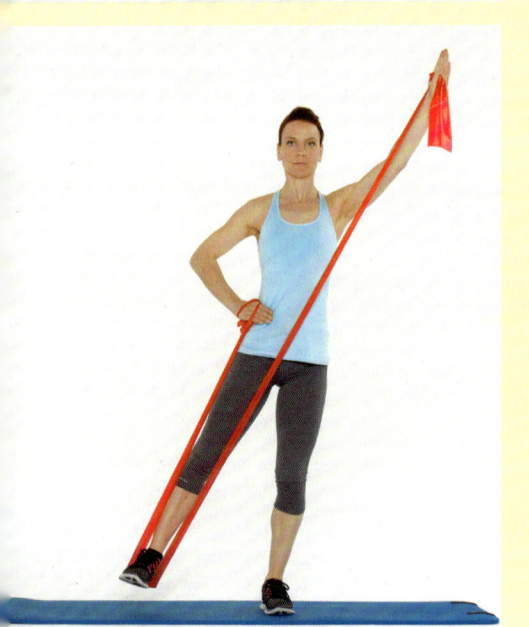

Squat-Jump mit Basketball

Der dynamische Bewegungsablauf dieser Übung trainiert alle Anteile der Bein- und Gesäßmuskulatur. Sie fördert nicht nur Kraft und Koordination, sondern steigert auch den Energieverbrauch.

15 bis 20 | gesamte Bein- und Gesäßmuskulatur | Basketball

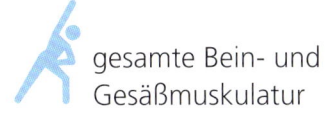

Ausgangsposition

- Aufrechter Stand.
- Die Füße sind geschlossen und stehen parallel zueinander.
- Den Ball in beiden Händen vor der Brust halten.
- Die Arme sind angewinkelt, die Ellbogen zeigen nach außen.

Ausführung

- Springen, dabei die Beine öffnen und in einer breiten Grätsche landen.
- Die Knie sind gebeugt und über den Knöcheln. Die Füße sind leicht nach außen gedreht.
- Im Sprung gleichzeitig die Arme auf Brusthöhe nach vorn ausstrecken.
- Dann wieder in den Stand zurückspringen und den Ball zurück zur Brust führen.
- Immer im Wechsel.

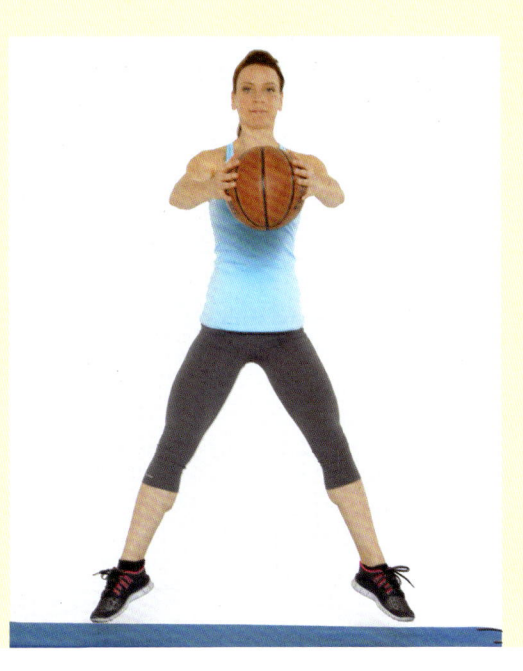

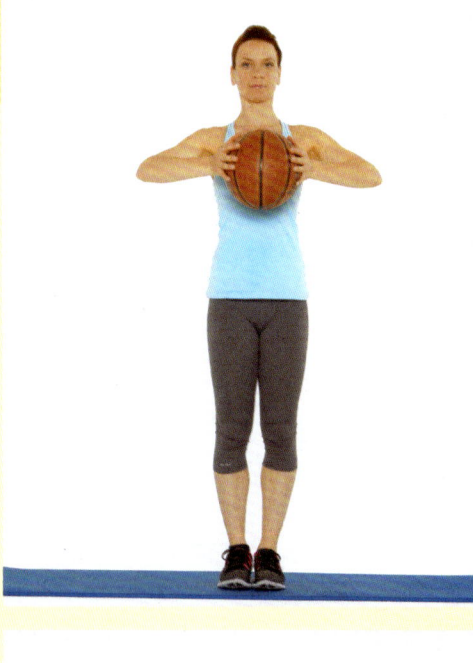

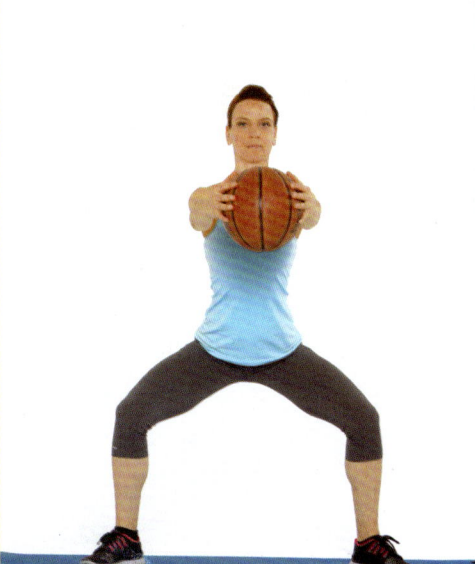

Schulterbrücke auf dem Basketball

Diese Übung verleiht den Muskeln der Beinrückseite und den Gesäßmuskeln viel Kraft. Durch die die Position auf dem Ball wird zudem die Tiefenmuskulatur aktiviert.

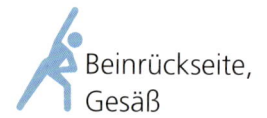

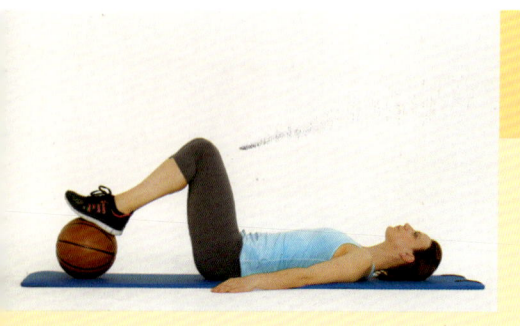

15 pro Seite · Beinrückseite, Gesäß · Basketball

Ausgangsposition

- Rückenlage.
- Die Beine sind angewinkelt und aufgestellt.
- Der Ball liegt in Fußhöhe.
- Beide Füße auf den Ball setzen. Der Winkel im Knie sollte dabei nicht kleiner als 90 Grad sein.
- Die Arme liegen ausgestreckt neben dem Körper.

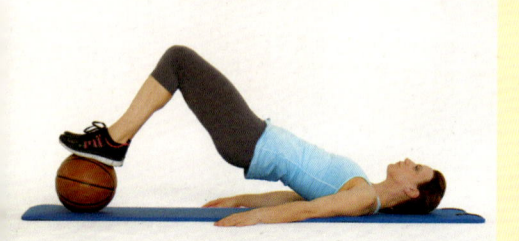

Ausführung

- Das Becken langsam anheben.
- Wenn die Position stabil ist, einen Fuß vom Ball lösen.
- Das Bein gestreckt anheben, den Po dabei zum Boden absenken.
- Anschließend das Bein wieder bis auf Kniehöhe absenken und dabei den Po bzw. das Becken zur Decke schieben.

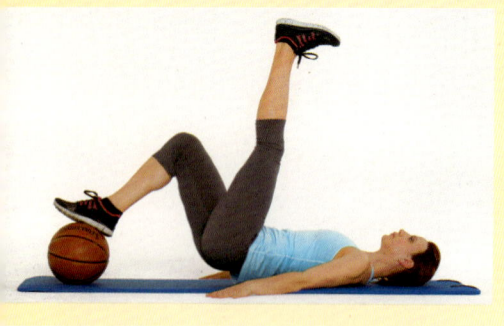

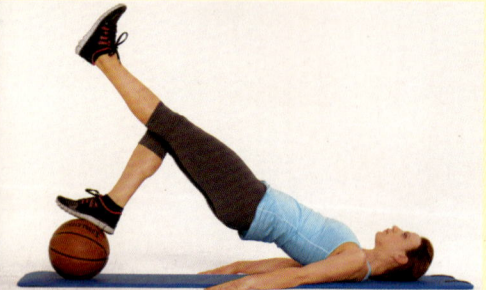

Beinscheren auf dem Gymnastikball

Diese kombinierte Übung stärkt die Muskulatur der Po und Beinaußenseite. Weil die Bewegung auf einem Gymnastikball und mit einem Zusatzwiderstand, dem Fitnessband, ausgeführt wird, kommen besonders viele Muskeln ins Spiel.

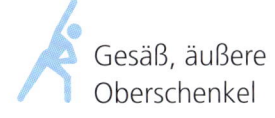

20 | Gesäß, äußere Oberschenkel | Gymnastikball, Fitnessband

Ausgangsposition

- Das Fitnessband ist mit einem Knoten um die Knöchel gelegt und auf Spannung.
- Bäuchlings über den Gymnastikball legen.
- Die Unterarme unter den Schultern aufsetzen.
- Die Beine auf Pohöhe anheben.

Ausführung

- Beide Beine vom Boden lösen und anheben, aber nur bis zur Höhe des Pos, nicht höher. Den Bauchnabel tief zur Wirbelsäule ziehen.
- Den Blick zum Boden richten.
- Die Beine nun gegen den Widerstand öffnen ...
- ... und wieder zusammenführen.
- Immer im Wechsel.

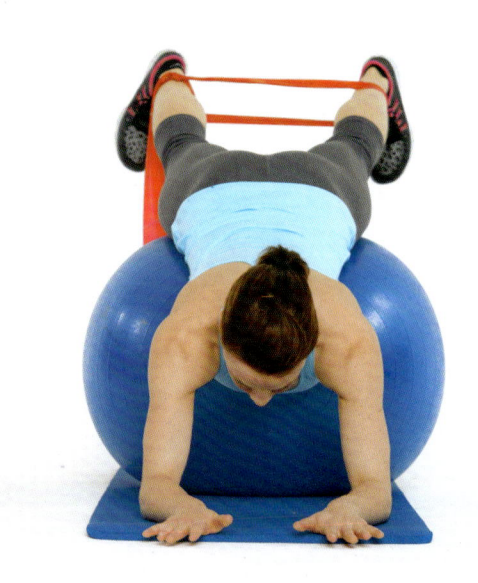

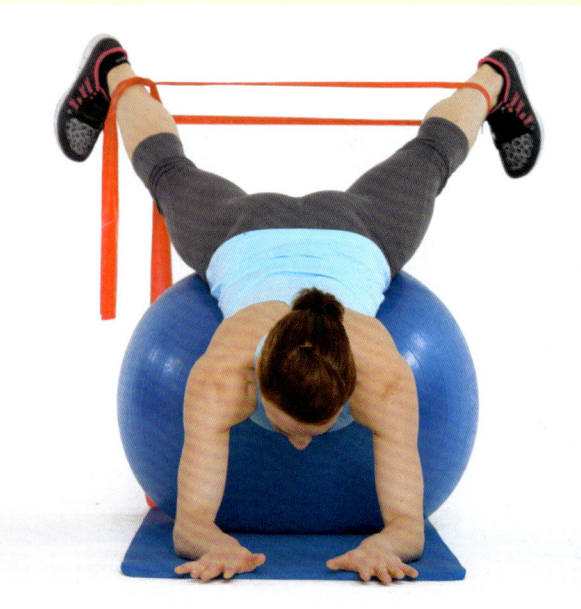

ÜBUNGEN FÜR DIE BEIN- UND GESÄSSMUSKULATUR

Übungen für den gesamten Körper

Mit den folgenden Übungen kann der gesamte Körper sowohl dynamisch als auch statisch optimal trainiert werden. Sie sind zum Teil sehr komplex und verlangen daher Koordinationsvermögen und Konzentration. Dadurch wird das Zusammenspiel der Nerven und Muskeln verbessert. Mit dem erhöhten Muskeleinsatz wird der Energieverbrauch gesteigert und eine optimale Basis für die Fettverbrennung geschaffen. Auch hier sind mindestens zwei Übungen zum Aufwärmen erforderlich, beispielsweise der Jumping Jack oder Push-up Run.

Planke diagonal

Der Unterarmstütz, auch „Planke" genannt, ist selbst in der Basisform für Anfänger schon sehr anstrengend. Durch die Verlagerung des Gewichts auf nur ein Bein bzw. den Unterarm wird die Übung noch intensiver.

10 — gesamte Rumpfmuskulatur, Gesäß, hinterer Oberschenkel

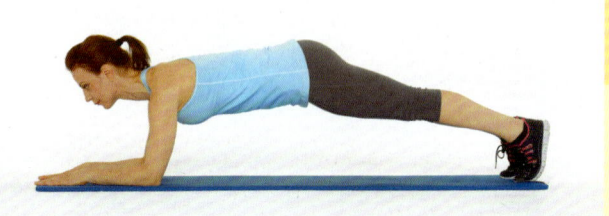

Ausgangsposition

- Liegestützposition.
- Die Unterarme aufsetzen.
- Die Ellbogen sind unter den Schultern.
- Den Rücken gerade halten und die Schultern weit nach unten ziehen.

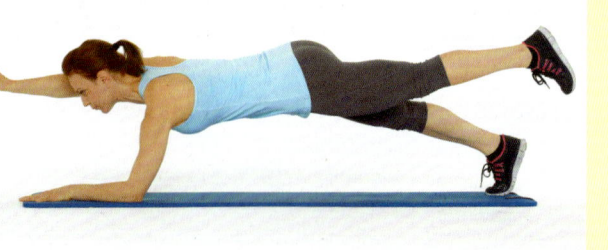

Ausführung

- Den rechten Arm und das linke Beine vom Boden anheben und strecken.
- Dann wieder absetzen und die Seite wechseln.
- Im Wechsel ausführen.

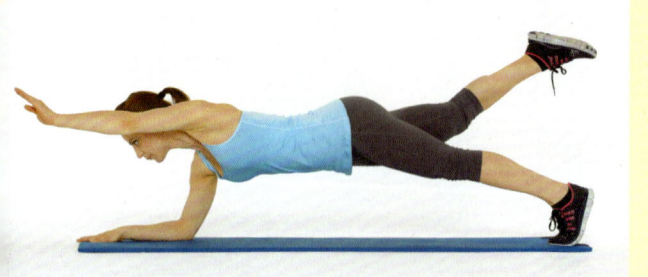

Querschläger mit Basketball

Der Wechsel von der tiefen Kniebeuge in die einbeinige Diagonale ist eine Balance-übung, die gleichermaßen den Rücken wie die gesamte Bein- und Gesäßmuskulatur stärkt. Sie fördert zudem das Zusammenspiel von verschiedenen weiteren Muskeln.

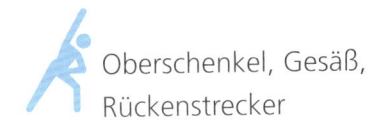

20 | Oberschenkel, Gesäß, Rückenstrecker | Basketball

Ausgangsposition

- Aus dem aufrechten Stand in eine tiefe Kniebeuge kommen.
- Die Beine sind weit geöffnet, die Füße sind leicht nach außen gedreht.
- Den Ball in beiden Händen halten und vor dem Körper auf dem Boden auftippen.
- Den Rücken möglichst gerade halten.
- Die Arme sind lang.

Ausführung

- Die Beine strecken und im Oberkörper aufrichten.
- Gleichzeitig den Ball mit gestreckten Armen nach oben rechts führen, sodass der Ball in einer Linie mit dem linken Fuß steht.
- Den linken Fuß zeitgleich vom Boden heben.
- Der Körper ist in einer Diagonalen.
- In die Ausgangsposition zurückkommen und den Ball wieder kurz auf dem Boden aufsetzen.
- Dann zur anderen Seite bewegen.

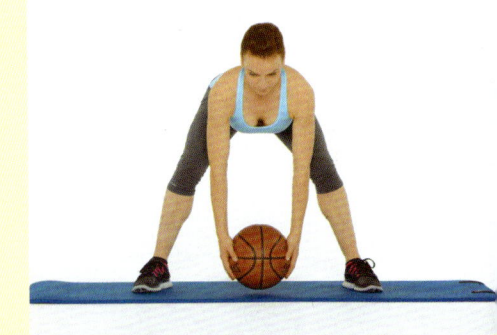

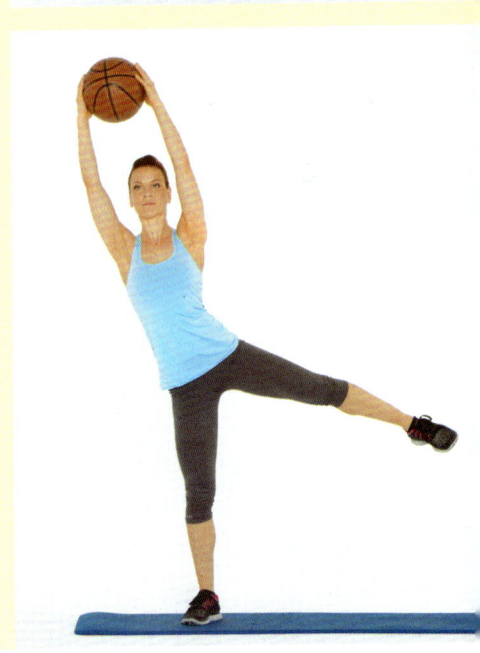

Rudern in der Standwaage

Diese Übung stärkt die gesamte Körperrückseite. Besonders die Rückenmuskulatur ist gefordert. Auch der Gleichgewichtssinn wird durch den instabilen Stand auf dem Handtuch und das zusätzliche Gewicht trainiert.

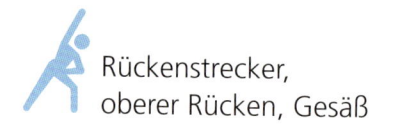

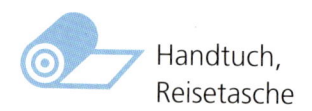

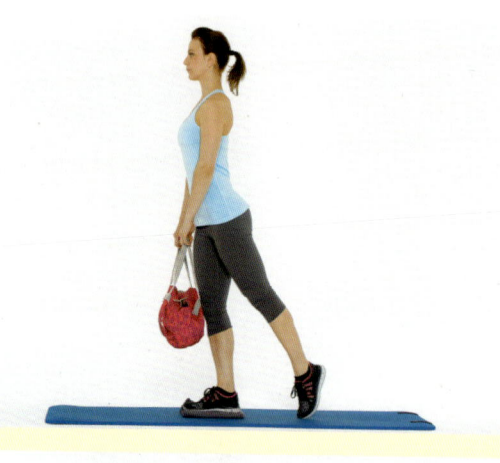

⟳ 10 pro Seite   Rückenstrecker, oberer Rücken, Gesäß   Handtuch, Reisetasche

Ausgangsposition

- Aus dem Stand in einen Ausfallschritt kommen.
- Den vorderen Fuß auf das gefaltete Handtuch stellen.
- Der hintere Fuß ist auf den Fußspitzen aufgestellt.
- Die Reisetasche mit beiden Händen halten und die Arme nach vorn ausstrecken.
- Der Rücken ist gerade, die Schultern sind über dem Becken.

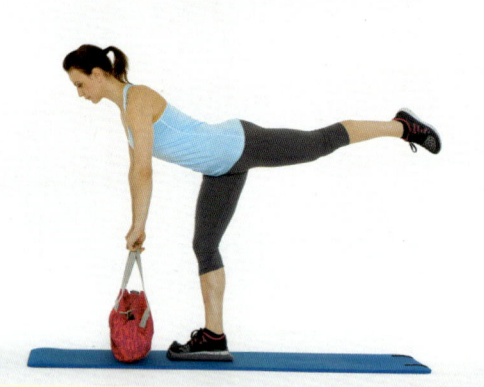

Ausführung

- Das Gewicht vollständig auf das vordere Bein verlagern.
- Den hinteren Fuß vom Boden lösen und das Bein bis auf Pohöhe anheben.
- Gleichzeitig den Oberkörper gerade nach vorn absenken, also in eine Standwaage-Position kommen.
- Die Reisetasche nicht absetzen.
- Nun Arme anwinkeln und die Reisetasche zur Brust führen. Die Ellbogen dabei nach außen und die Schulterblätter zusammenziehen.
- Nach 10 Wiederholungen die Beine wechseln.

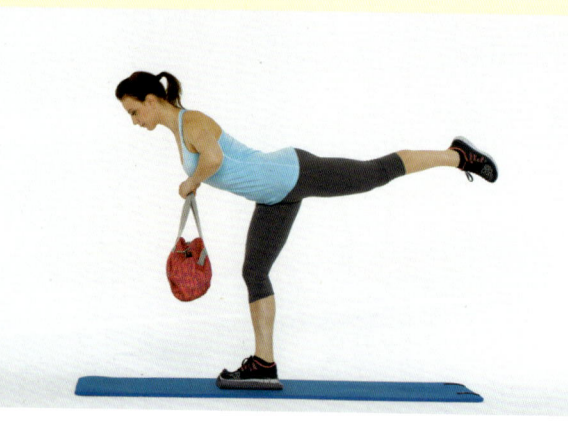

Crossover Liegestütz

Diese Übung trainiert den gesamten Schultergürtel, inklusive Brust- und Armmuskulatur. Durch die Drehbewegung im Oberkörper und das Heben des Beins wird sie noch intensiver und kräftigt zusätzlich die seitliche Bauchmuskulatur.

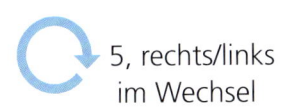

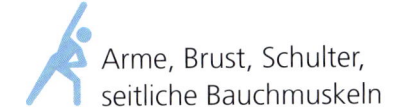

5, rechts/links im Wechsel

Arme, Brust, Schulter, seitliche Bauchmuskeln

Ausgangsposition

- Liegestützposition.
- Die Hände schulterbreit aufsetzen.
- Den Körper in einer geraden Linie halten.
- Der Blick ist zum Boden gerichtet, die Halswirbelsäule ist lang.

Ausführung

- Nun die Arme beugen ...
- ... und gleichzeitig ein Knie diagonal Richtung Brust anziehen.
- Die Arme wieder strecken und das Bein zurücksetzen.
- Beim nächsten Liegestütz das andere Knie zur Brust führen.

TIPP: Wenn diese Übung zu schwer ist, zunächst nur das Knie diagonal zur Brust führen und das Beugen der Arme weglassen.

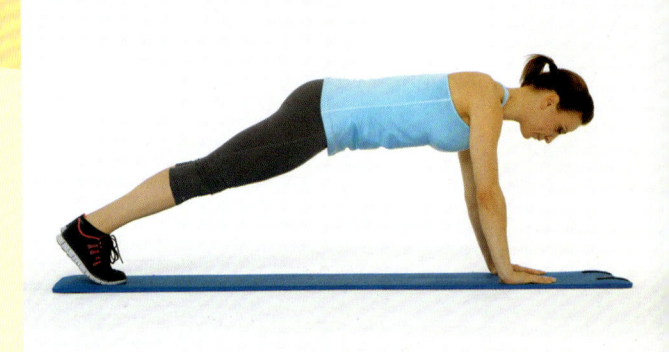

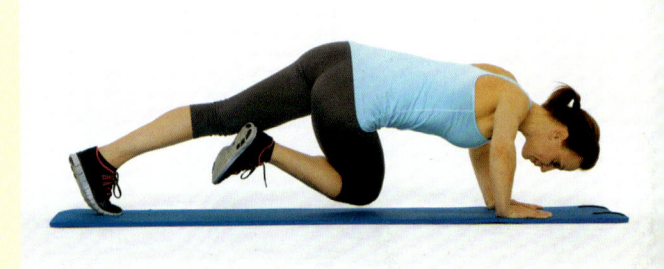

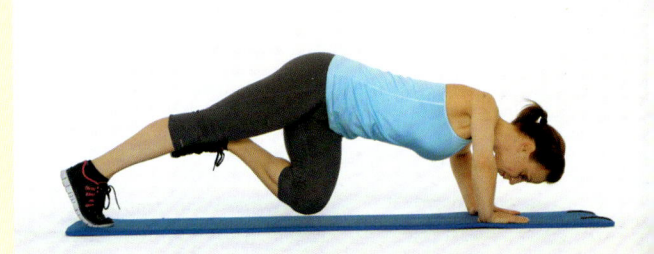

Burpee

Dies ist eine typische Kraftausdauerübung, die den Einsatz aller Muskeln im Körper erfordert und besonders das Herz-Kreislauf-System trainiert. Daher verbraucht dieser intensive Bewegungsablauf auch ordentlich Energie.

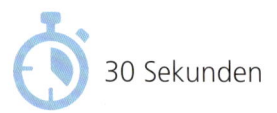

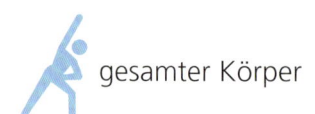

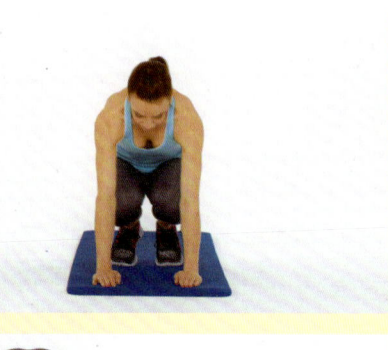

30 Sekunden gesamter Körper

Ausgangsposition

- Aus dem aufrechten Stand in die Hocke gehen.
- Die Hände vor dem Körper auf dem Boden absetzen.

Ausführung

- Mit den Beinen schwungvoll vom Boden abstoßen, nach hinten springen und im Liegestütz landen.
- Aus dem Liegestütz die Beine dann wieder „anhocken" und aus der Hocke nach oben springen. Den Körper dabei einmal komplett strecken.
- Den Ablauf immer wiederholen.
- Dabei unbedingt darauf achten, dass die Bauchspannung gehalten wird. Den Po deshalb eher etwas höher als die Schultern halten.

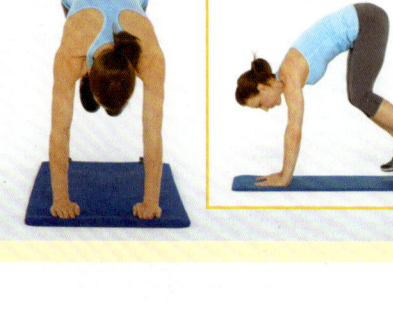

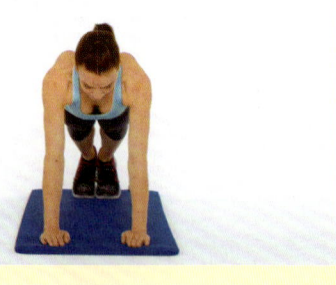

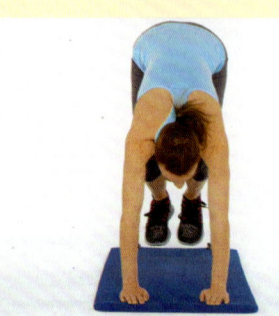

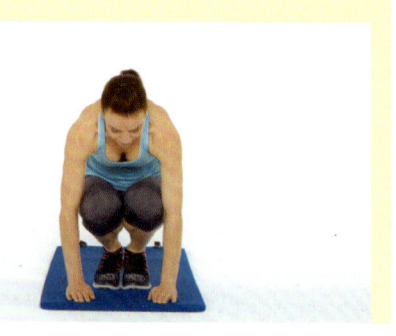

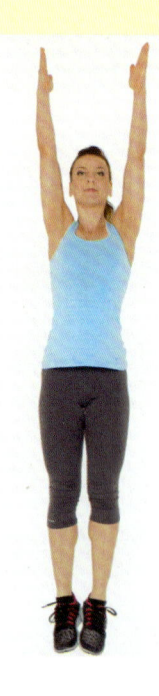

Schwebekick

Diese Übung trainiert effektiv die tiefliegende Rumpfmuskulatur sowie die Beinaußenseite und den Po. Außerdem ist sehr viel Balance und Körperspannung nötig, wodurch das Gleichgewicht optimal geschult werden kann.

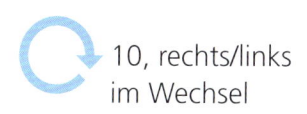

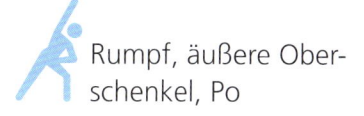

10, rechts/links im Wechsel | Rumpf, äußere Oberschenkel, Po | Fitnessband

Ausgangsposition

- Aufrechter Stand.
- Die Beine sind etwa schulterbreit geöffnet.
- Das Band ist so um die Knöchel geknotet, dass es stark gespannt ist.
- Füße und Knie sind leicht nach außen gedreht.
- Der Oberkörper ist gerade. Die Schultern sind über dem Becken.
- Der rechte Arm ist auf Schulterhöhe zur Seite ausgestreckt, der linke Arm hängt locker an der Seite.

Ausführung

- Das Gewicht langsam auf das rechte Bein verlagern und das linke Bein gestreckt anheben. Gleichzeitig im Oberkörper nach rechts kippen.
- Die Finger der rechten Hand weit zur Seite „wegschieben", sodass sie in einer Linie mit der linken Fußspitze sind.
- Der linke Arm bleibt gestreckt an der Körperseite.
- Zurück in die Ausgangsposition kommen und zur anderen Seite wechseln.

TIPP: Um stabiler stehen zu können, kann die Übung zunächst auch an einer Wand ausgeführt werden.

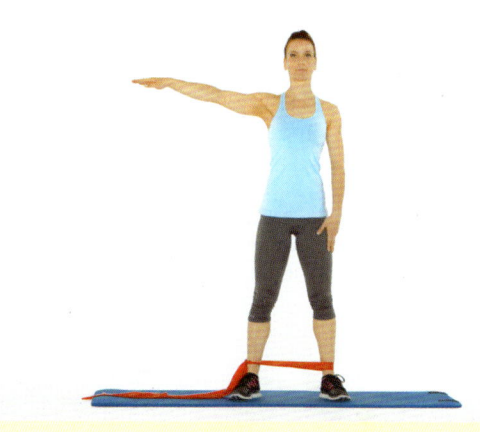

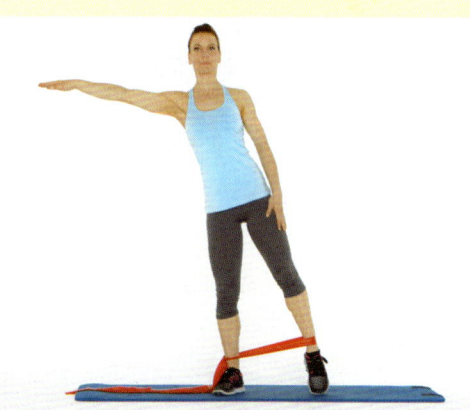

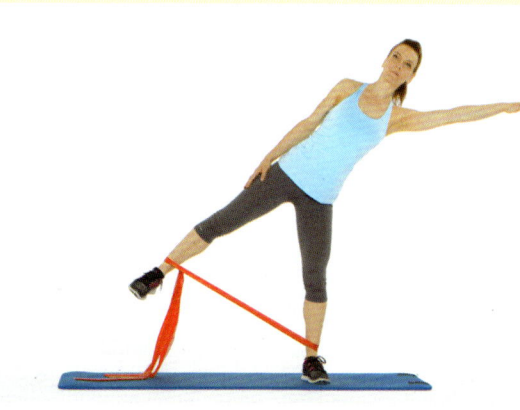

ÜBUNGEN FÜR DEN GESAMTEN KÖRPER

Flieger im Seitstütz

Diese intensive Übung stärkt die seitlichen Bauchmuskeln und verbessert die Stabilität im Rumpf. Die Arbeit mit dem Fitnessband verlangt zudem noch mehr Einsatz der tieferliegenden Muskulatur im Oberkörper.

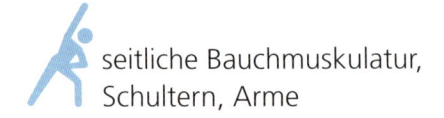

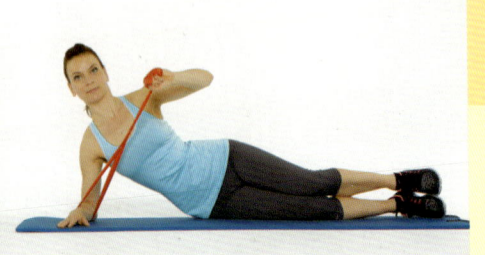

15 pro Seite — seitliche Bauchmuskulatur, Schultern, Arme — Fitnessband

Ausgangsposition

- Seitenlage.
- Das Band ist um den rechten Unterarm gelegt, der auf dem Boden liegt. Der Ellbogen ist unter der Schulter.
- Die linke Hand hält beide Enden des Bandes fest und zieht das Band schon etwas auf Spannung. Der linke Ellbogen zeigt dabei gerade nach oben zur Decke.
- Die Beine liegen übereinander.

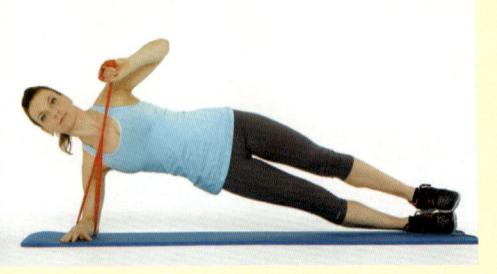

Ausführung

- Das Becken anheben.
- Den linken Arm nach oben strecken, sodass das Band weiter gespannt wird.
- Nun den Arm im Wechsel beugen und strecken.
- Nach 15 Wiederholungen zur anderen Seite wechseln.
- Leichter wird es, wenn die Beine etwas gebeugt und die Knie abgelegt werden.

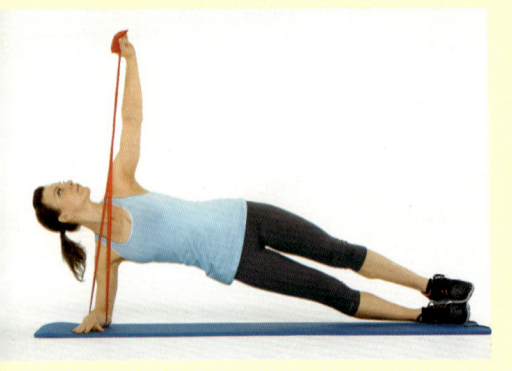

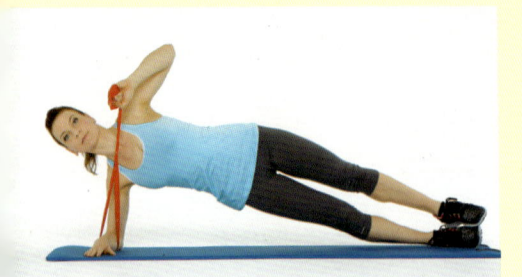

Power-Squat mit Fitnessband

Diese Übung stärkt besonders den Rückenstrecker und den oberen Rücken, wodurch die Körperhaltung deutlich verbessert werden kann. In Kombination mit der Kniebeuge werden zusätzlich die Po- und Oberschenkelmuskeln trainiert.

15 | Rückenstrecker, oberer Rücken, Schultern, Gesäß, Oberschenkel | Fitnessband

Ausgangsposition

- Aufrechter Stand.
- Die Beine sind etwa schulterbreit geöffnet.
- Die Füße stehen auf der Bandmitte und zeigen nach vorn.
- Die Bandenden sind um die Hände gelegt, das Band ist vor dem Körper gekreuzt und gespannt.
- Der Oberkörper ist gerade und aufrecht.

Ausführung

- Die Beine beugen und den Po weit nach hinten schieben.
- Das Gewicht auf die Fersen verlagern.
- Den Oberkörper gleichzeitig gerade nach vorn absenken und die Arme nach vorn über den Kopf und etwas nach oben strecken.
- Die Innenfläche der Arme zeigt zum Boden.
- Kopf und Po weit voneinander „wegziehen", und das Band dadurch weiter auf Spannung ziehen.

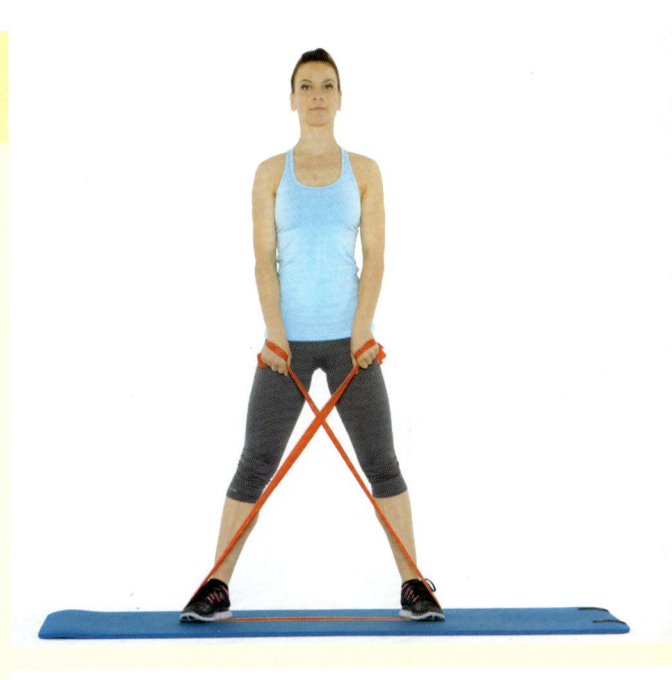

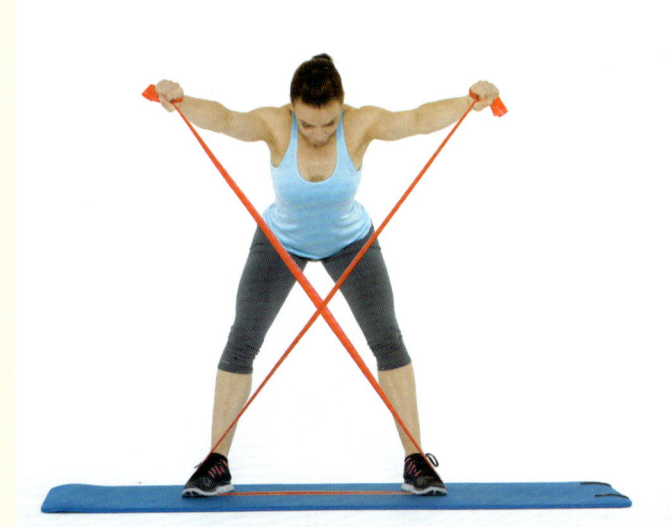

ÜBUNGEN FÜR DEN GESAMTEN KÖRPER

Liegestütz-Crunch

Diese Liegestütz-Variante ist sowohl für einen Sixpack als auch zur muskulären Sicherung der Wirbelsäule und des Beckengefüges sehr wertvoll. Besonders spürbar ist sie daher in der geraden Bauchmuskulatur.

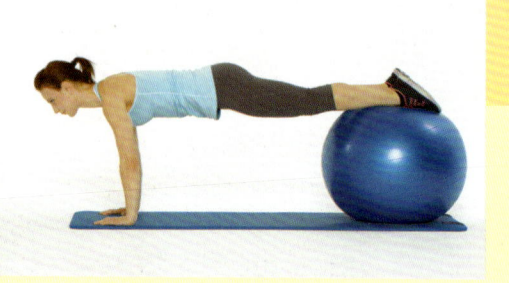

↻ 15   gesamte Körpervorderseite   Gymnastikball

Ausgangsposition

- In der Bauchlage auf den Gymnastikball legen.
- Mit den Händen vor dem Ball abstützen.
- Dann so weit nach vorn rollen, dass nur noch die Füße auf dem Ball liegen.
- Die Bauchspannung aktivieren und den Bauchnabel tief nach innen ziehen.
- Einen „langen Hals machen", indem die Schultern weit nach unten gezogen werden.

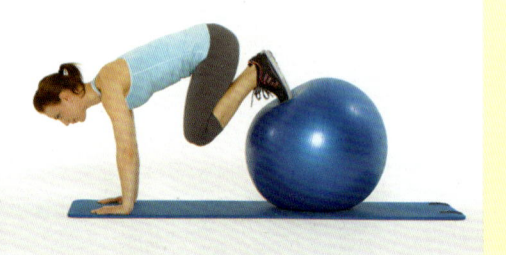

Ausführung

- Knie zur Brust ziehen und damit den Ball heranziehen.
- Die Fußspitzen in den Ball drücken.
- Dann den Körper langsam und kontrolliert wieder strecken und dabei den Ball wieder nach hinten schieben.
- Immer im Wechsel.
- Darauf achten, dass der Rücken gerade bleibt.
- Im Schultergürtel möglichst fest bleiben.

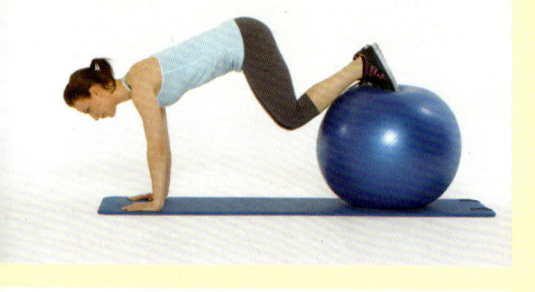

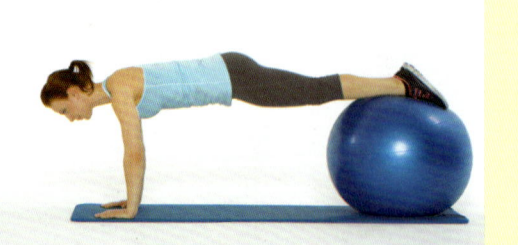

Wechselsprünge mit Reisetasche

Die folgende Übung ist ein Kraftakt für die gesamte Beinmuskulatur. Sie zeigt eine sehr dynamische Trainingsvariante, die nebenbei sehr wirkungsvoll die Ausdauer trainiert. Durch das Gewicht der Reisetasche intensiviert sich die Übung.

30 Sekunden Oberschenkel, Gesäß Reisetasche

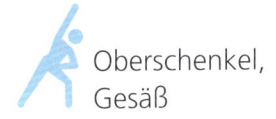

Ausgangsposition

- Aufrechter Stand.
- Die Tasche auf die Schultern legen und mit beiden Händen rechts und links festhalten.
- In einen Ausfallschritt kommen.
- Den Oberkörper gerade halten.
- Die Schultern stehen genau über dem Becken.

Ausführung

- In eine tiefe Kniebeuge gehen.
- Das vordere Knie ist über dem Knöchel. (Den Oberkörper nicht nach vorn neigen!)
- Jetzt schwungvoll vom Boden abstoßen und leicht nach oben springen.
- In der Luft die Beine wechseln.
- So kontrolliert wie möglich direkt in der Kniebeuge landen – nun ist das andere Bein vorn.
- Bei jedem Sprung neu wechseln.

ACHTUNG: Bei Knieproblemen oder starkem Übergewicht ist diese Übung nicht empfehlenswert.

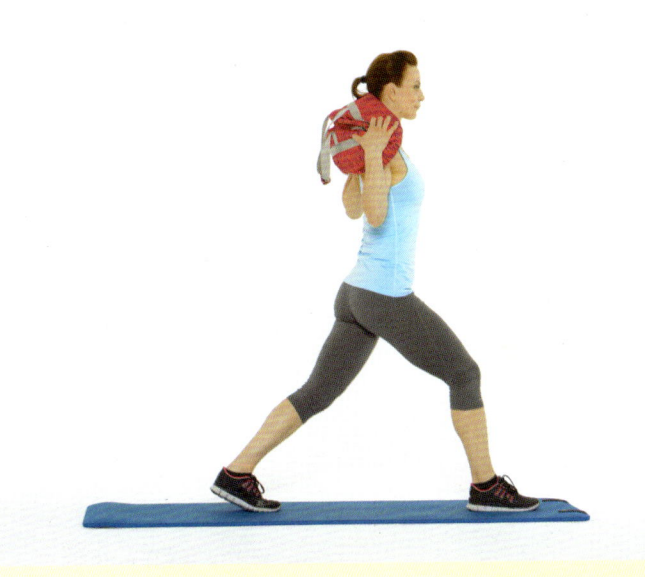

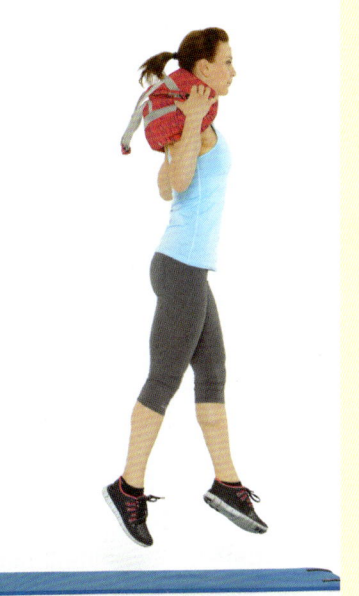

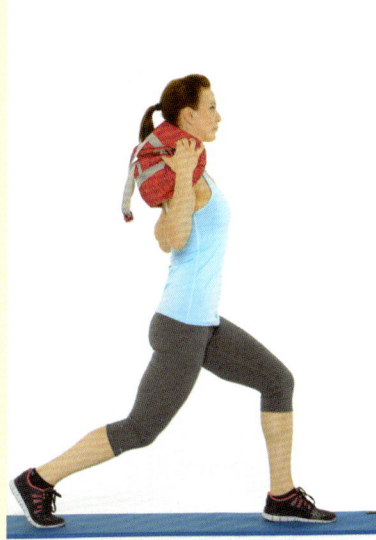

ÜBUNGEN FÜR DEN GESAMTEN KÖRPER

Beinheben im Stütz

Diese Übung stärkt den ganzen Körper und sorgt für viel Stabilität. Das Balancieren auf dem Ball führt dazu, dass nicht nur die großen Muskelgruppen trainiert, sondern auch viele kleine Muskeln und Muskelverbindungen erreicht werden.

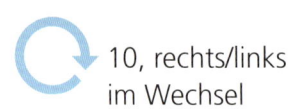

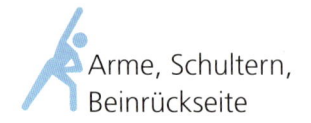

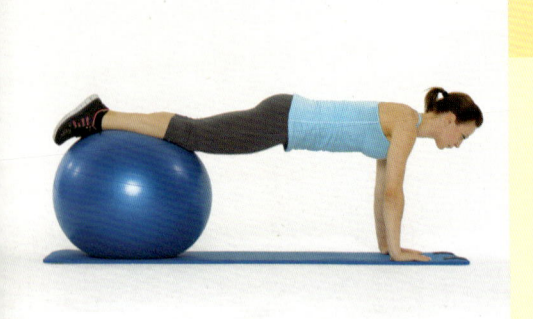

10, rechts/links im Wechsel | Arme, Schultern, Beinrückseite | Gymnastikball

Ausgangsposition

- In Bauchlage auf den Ball legen.
- Mit den Händen so weit nach vorn gehen, bis nur noch Knie und Schienbeine auf dem Ball liegen.
- Die Arme sind gestreckt.
- Die Schultern stehen über den Händen.
- Der Rücken ist gerade.
- Der Blick ist zum Boden gerichtet.

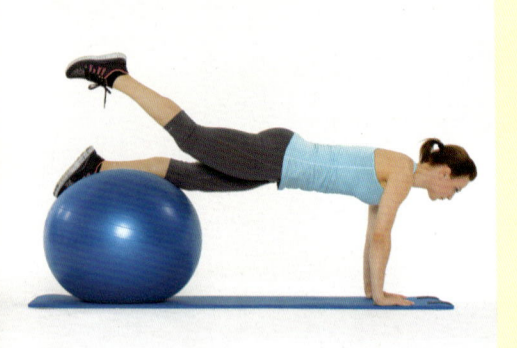

Ausführung

- Ein Bein vom Ball heben, jedoch nicht zu hoch.
- Die Hüfte dabei ganz gerade halten.
- Die Spannung im Rumpf halten, sodass der Bauch nicht durchhängen kann.
- Das Bein wieder ablegen und das andere Bein heben.
- Im Wechsel.

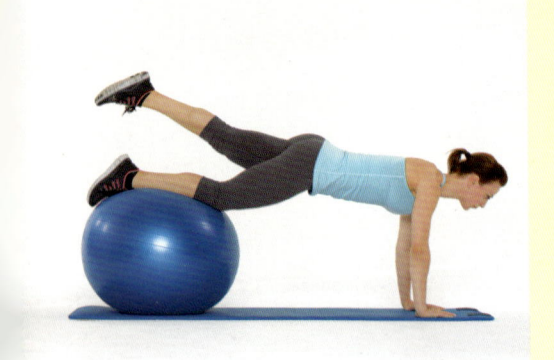

Einarmiger Seitstütz

Diese kombinierte Übung kräftigt den Trizeps, den Armstrecker, die Schulter- sowie die seitliche Bauchmuskulatur. Durch den Seitstütz als Ausgangsposition ist auch wieder viel Körperspannung erforderlich.

10 pro Seite   Trizeps, Schultern, seitliche Bauchmuskeln

Ausgangsposition

- Seitstütz.
- Beide Beine liegen gestreckt übereinander.
- Den oberen Arm vor dem Körper aufsetzen.
- Die untere Hand an die obere Schulter legen.

Ausführung

- Die Beine geschlossen vom Boden heben und oben halten.
- Mit dem stützenden Arm vom Boden abdrücken und den Oberkörper etwas aufrichten. Die untere Schulter verlässt den Boden.
- Durch das Beugen des Stütz-Arms wieder absenken.
- Und wieder aufrichten, immer im Wechsel.
- Die Beine dabei nicht ablegen.
- Anschließend die Seiten wechseln.

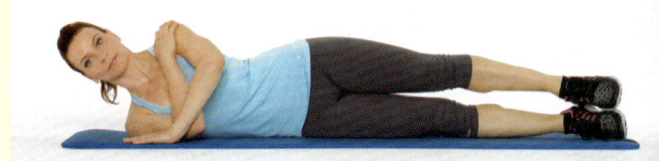

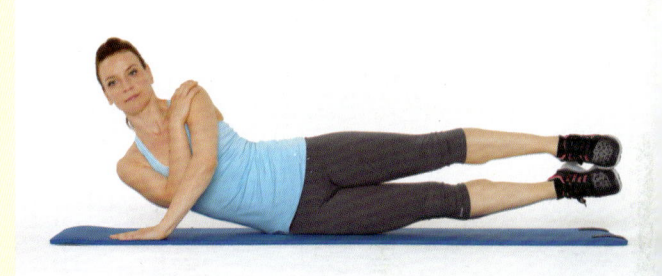

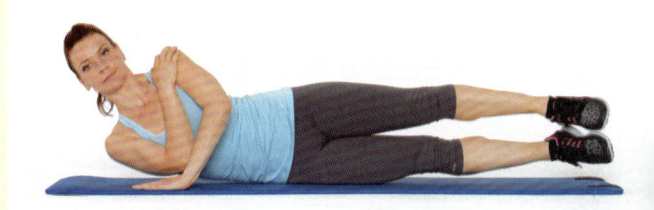

Dehnübungen

Das Dehnen am Schluss eines jeden Trainings ist genauso bedeutsam wie das Aufwärmen zu Beginn. Der Muskel wird wieder in seine ursprüngliche Länge gebracht und der Muskeltonus, der Spannungszustand im Muskel, herabgesetzt. Fehlt diese Entspannung am Ende, kommt es sehr schnell zu Verkrampfungen. Außerdem wird die Gelenkbeweglichkeit stark eingeschränkt, wenn die umgebende Muskulatur verkürzt ist. Als Faustregel gilt: Jeder Muskel, der trainiert wurde, muss am Ende auch einmal gedehnt werden.

Dehnen der Oberschenkelvorderseite

Die Dehnfähigkeit der Oberschenkelmuskulatur hat einen großen Einfluss auf die Beckenstellung. Wenn der Muskel zu verkürzt und kaum dehnbar ist, dann verstärkt er deutlich die natürliche Lordose, die Hohlkreuzposition in der Lendenwirbelsäule.

10 Sekunden pro Seite

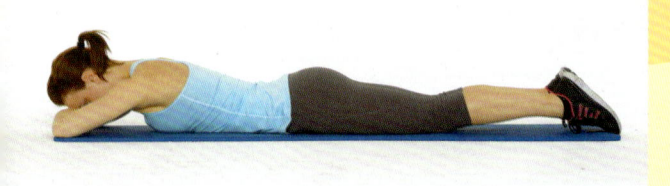

Ausgangsposition

- Bauchlage.
- Die Arme sind angewinkelt, die Stirn liegt auf den Unterarmen.
- Die Beine sind locker ausgestreckt.

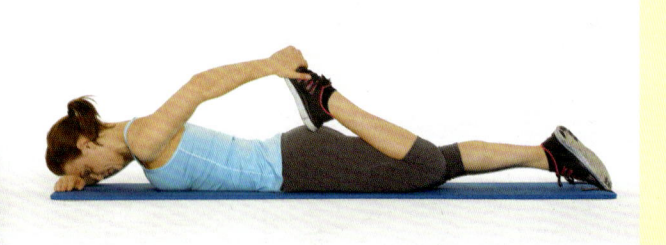

Ausführung

- Erst einen, dann den anderen Fuß anheben und mit der Hand zum Po ziehen.
- Das Becken dabei vorsichtig in die Matte drücken.

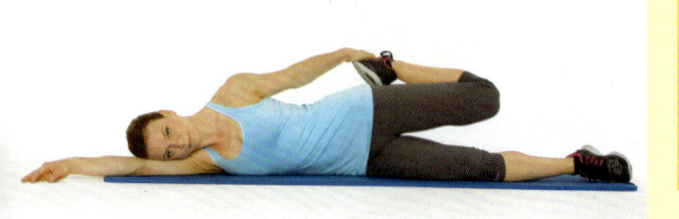

TIPP: Wenn der Fuß auf diese Weise nicht gegriffen werden kann, dann auf die Seite legen und den oberen Fuß zum Po ziehen.

Dehnen der Gesäßmuskulatur und des Piriformis-Muskels

Der M. Piriformis gehört zu der tiefen Hüftmuskulatur. Ist er zu stark angespannt, drückt er den Ischiasnerv ab. Das kann zu starken Schmerzen im unteren Rücken führen. Dieser Muskel sollte deshalb regelmäßig gedehnt werden.

10 Sekunden pro Seite

Ausgangsposition

- Rückenlage.
- Beide Beine sind aufgestellt.
- Die Arme liegen locker neben dem Körper.

Ausführung

- Das rechte Bein angewinkelt zur Brust anziehen.
- Den linken Fuß auf den rechten Oberschenkel legen und mit den Händen unter das rechte Knie greifen.
- Dann die Seiten wechseln.

TIPP: Die Dehnung kann intensiviert werden, wenn der das linke Knie aktiv mehr zum Boden gedrückt wird.

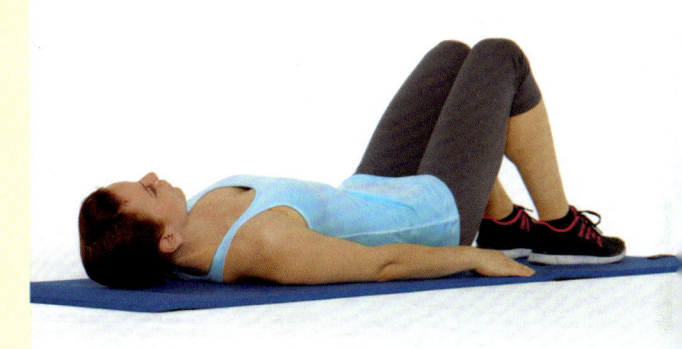

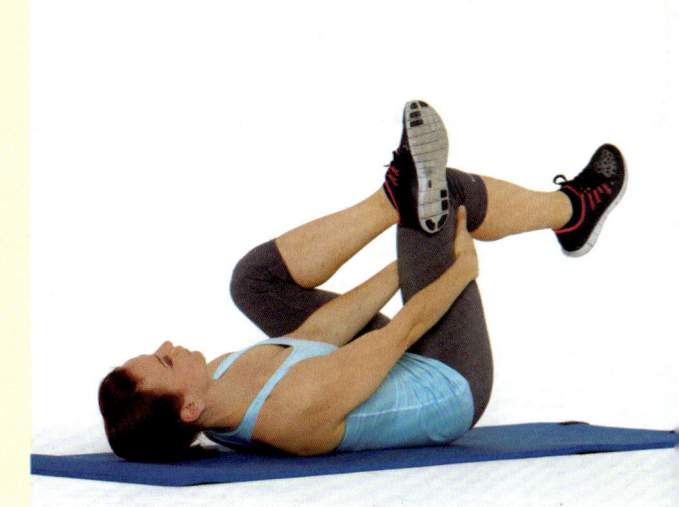

DEHNÜBUNGEN

Dehnen der Rückenmuskulatur

Die folgende Übung wird auch „Päckchen" oder „Paket" genannt. Sie dehnt die gesamte Rückenmuskulatur und mobilisiert die Wirbelsäule in ihrer vollen Länge. Bei regelmäßiger Durchführung verhindert sie Verspannungen im Rücken.

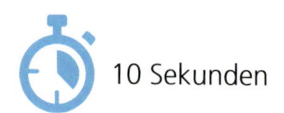

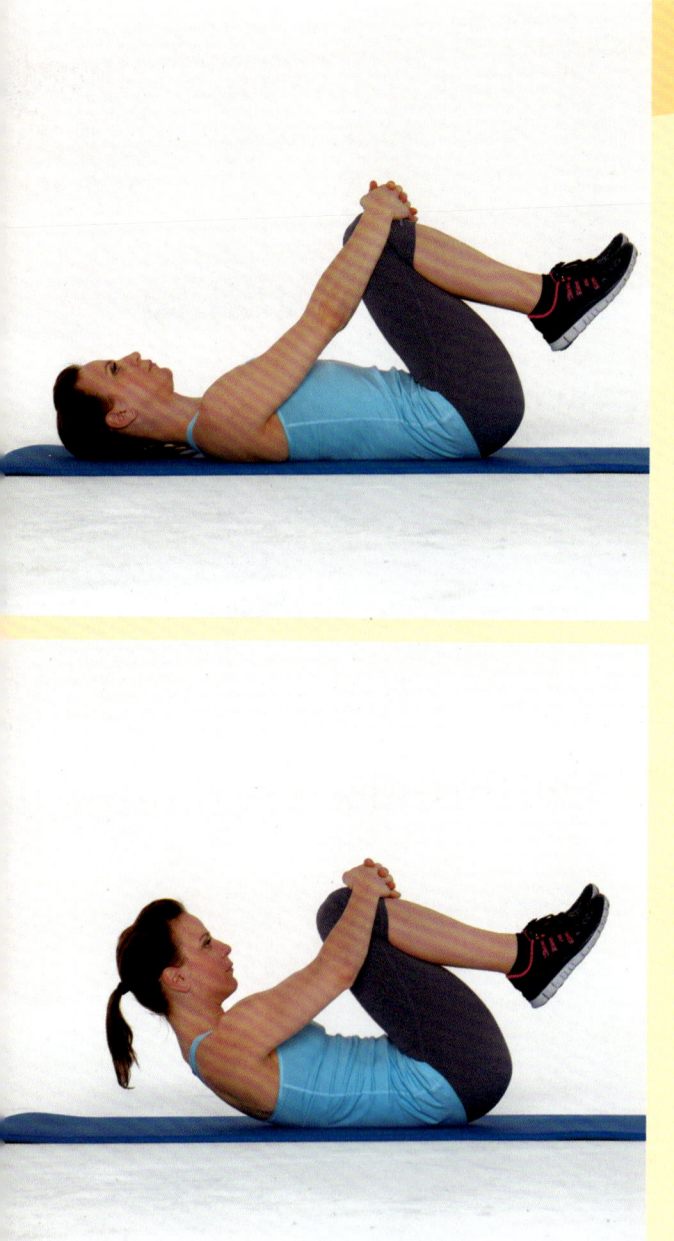

10 Sekunden

Ausgangsposition

- Rückenlage.
- Die Knie zur Brust ziehen und mit den Händen umgreifen.

Ausführung

- Im Oberkörper aufrollen und die Stirn in Richtung der Knie führen.

DEHNÜBUNGEN

Dehnen der Wadenmuskulatur

Der Wadenmuskel neigt zu Verspannungen oder Krämpfen. Daher sollte nach jedem Training der Muskel durch die Dehnung entspannt werden, um schmerzlichen Verhärtungen entgegenzuwirken.

10 Sekunden pro Seite

Ausgangsposition

- Aufrechter Stand.
- Die rechte Ferse vor dem Körper aufsetzen. Die Fußspitze anziehen.
- Das rechte Bein ist gestreckt.
- Die Arme liegen auf dem Rücken.

Ausführung

- Den Oberkörper gerade nach vorn absenken.
- Den Po dabei zurückschieben.
- Das linke Bein beugen, bis beide Knie auf einer Höhe sind.

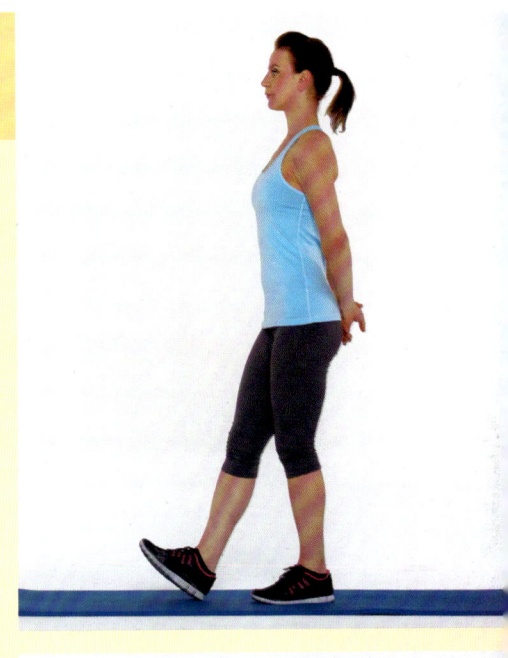

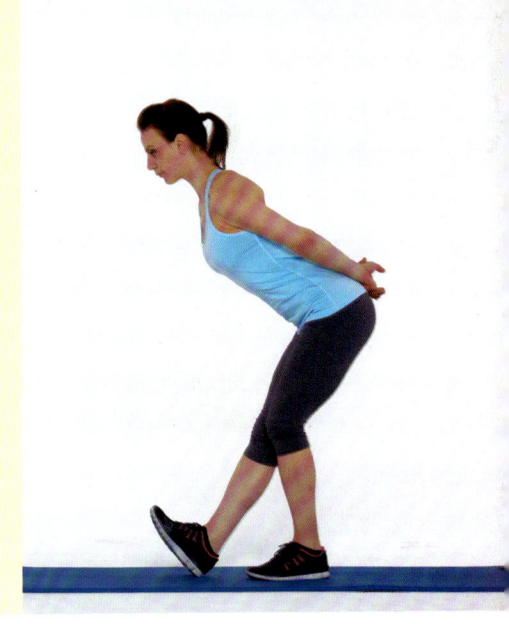

Dehnen der Beinrückseite

Die Muskeln der Beinrückseite werden mithilfe der folgenden Übung beweglicher. Dadurch wird die Lendenwirbelsäule entlastet und verspannt sich nicht so schnell.

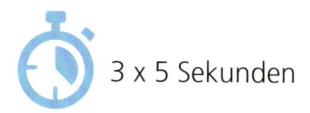

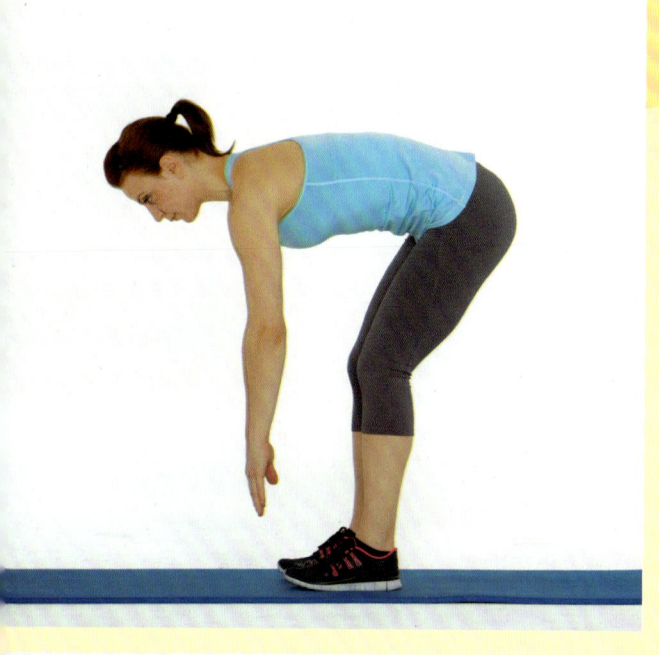

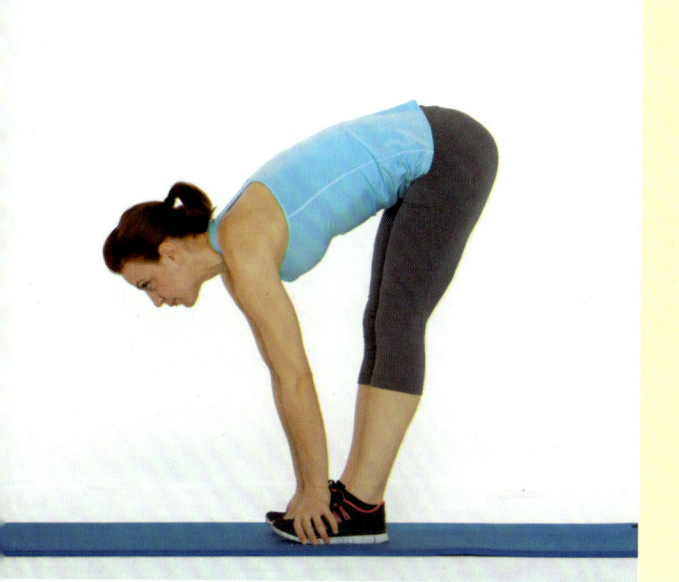

⏱ 3 x 5 Sekunden

Ausgangsposition

- Aufrechter Stand.
- Langsam mit dem Oberkörper nach vorn abrollen.
- Dabei die Beine beugen.
- Den Kopf ganz locker hängen lassen.

Ausführung

- An der tiefstmöglichen Position die Hände auf die Füße setzen.
- Die Beine so weit strecken, bis die Dehnung in der Beinrückseite spürbar ist.
- Die Dehnung 5 Sekunden halten und die Beine wieder beugen.
- Insgesamt dreimal ausführen.

Dehnen der Beininnenseite

Auch die Muskeln der Beininnseite wirken über das Hüftgelenk direkt auf das Becken und damit wieder auf die Position der Wirbelsäule ein. Daher ist es umso wichtiger, auch diese Muskulatur nach jedem Training zu dehnen.

10 Sekunden pro Seite

Ausgangsposition

- Aufrechter Stand, die Beine sind weit geöffnet.
- Das rechte Bein ist gebeugt.
- Darauf achten, dass das Knie nicht über die Fußspitze geschoben wird.
- Die Arme sind auf die Hüften gestützt.

Ausführung

- Den Oberkörper zum rechten Bein absenken.
- Die linke Hand auf den Fuß setzen.
- Im Oberkörper nach rechts drehen und die rechte Hand nach hinten oben strecken.
- Der Blick folgt der Hand.

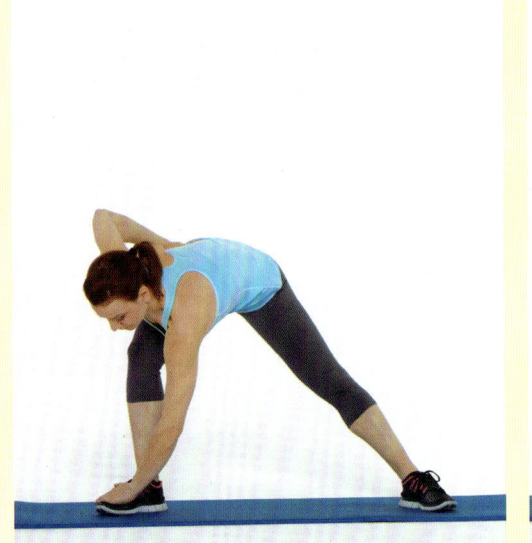

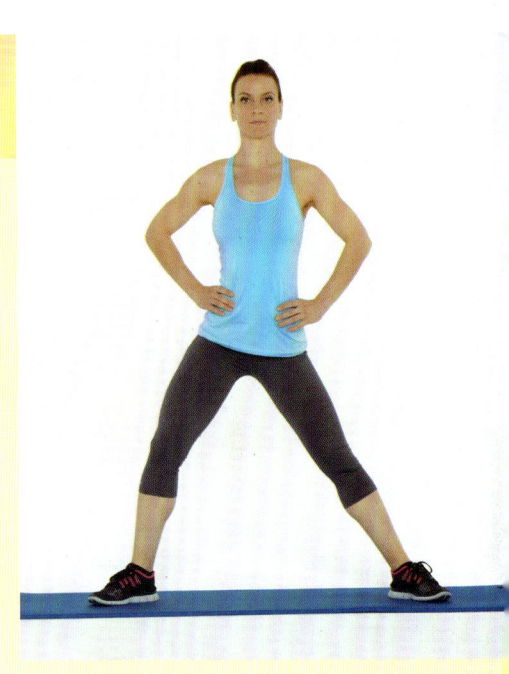

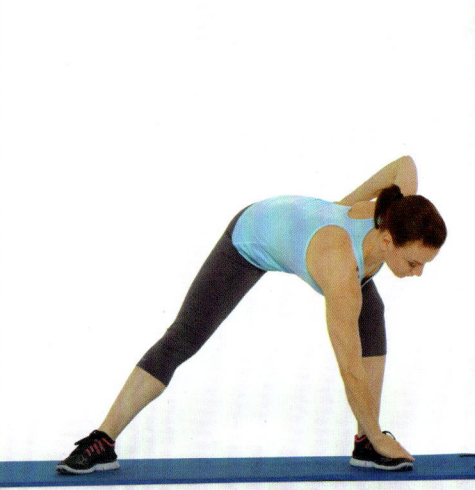

DEHNÜBUNGEN

Dehnen der Schultermuskulatur

Mit dieser Übung werden die Schultergelenke beweglicher und die umgebende Muskulatur gelockert. Zudem werden eine leichte Dehnung im Brustmuskel und eine Mobilisierung der Brustwirbelsäule erreicht.

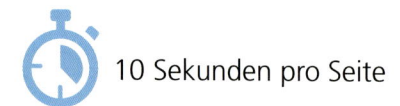

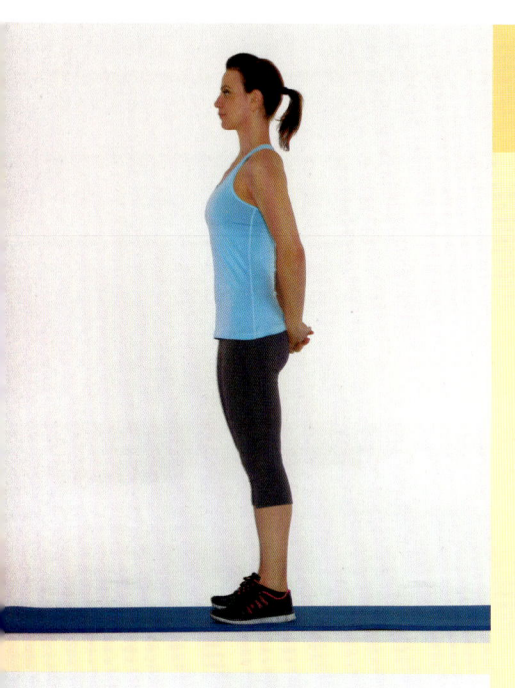

10 Sekunden pro Seite

Ausgangsposition

- Aufrechter Stand.
- Die Hände sind hinter dem Körper ineinander verschränkt.

Ausführung

- Die Arme leicht und vorsichtig nach oben ziehen.
- Dabei das Kinn auf die Brust legen und den Bauchnabel einziehen.

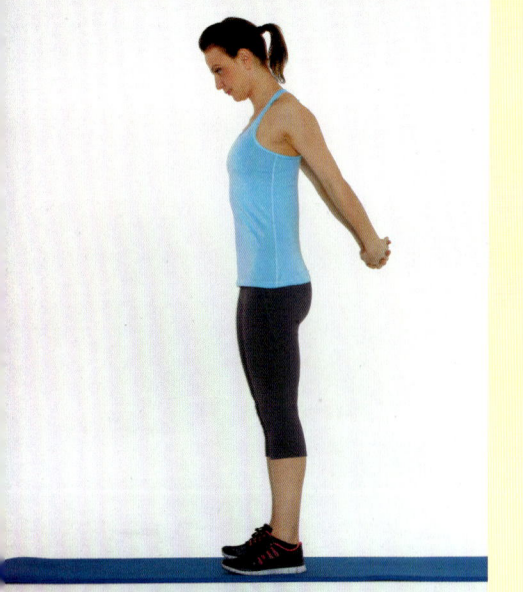

Dehnen der Brustmuskulatur

Ein verkürzter Brustmuskel verringert deutlich die Beweglichkeit der Schultern und der Brustwirbelsäule. Dadurch ergeben sich sehr häufig Verspannungen im Nacken, auch die Lungenfunktion kann eingeschränkt werden.

⏱ 10 Sekunden pro Seite

Ausgangsposition

- Seitlich zu einer Wand oder einem Türrahmen stellen, in einen Ausfallschritt kommen.
- Das Bein, das an der Wand steht, ist vorn und leicht gebeugt.
- Den Arm ausstrecken, die Handfläche an die Wand legen.
- Der andere Arm hängt locker an der Seite.

Ausführung

- Mit dem Oberkörper vorsichtig von der Wand wegdrehen und über die von der Wand abgewandte Schulter blicken.
- Das Becken dreht nicht mit.

> **ACHTUNG:** Für diese Übung ist ein Türrahmen oder eine Wand notwendig!

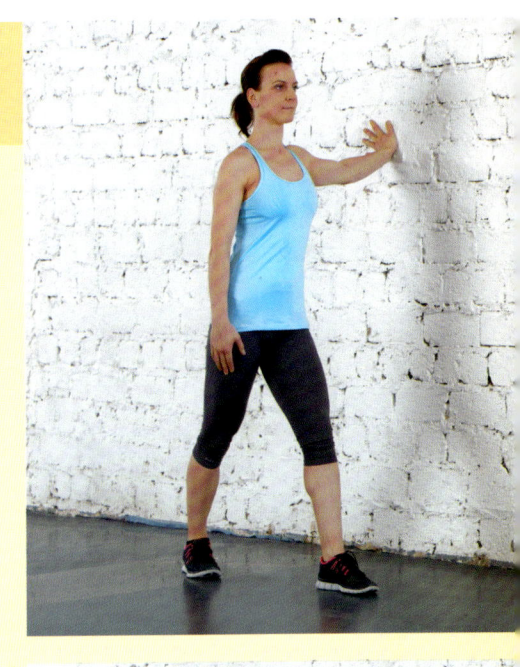

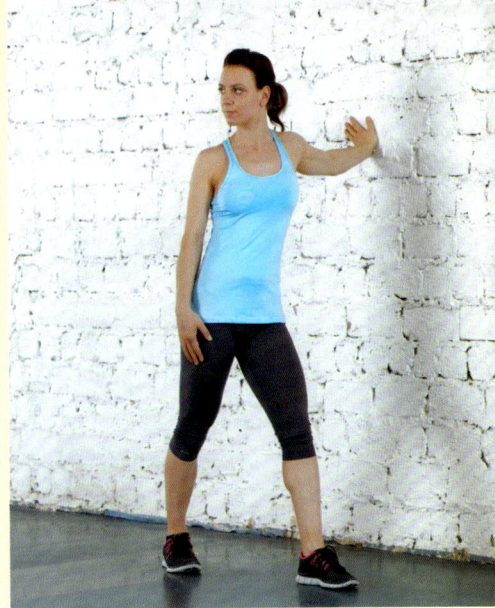

Dehnen der oberen Rückenmuskulatur

Diese Übung mobilisiert die Wirbelsäule im Bereich des oberen Rückens. Die Bandscheiben werden mit den nötigen Nährstoffen versorgt. Außerdem wird die Muskulatur der Schulterblätter angenehm gedehnt und entspannt.

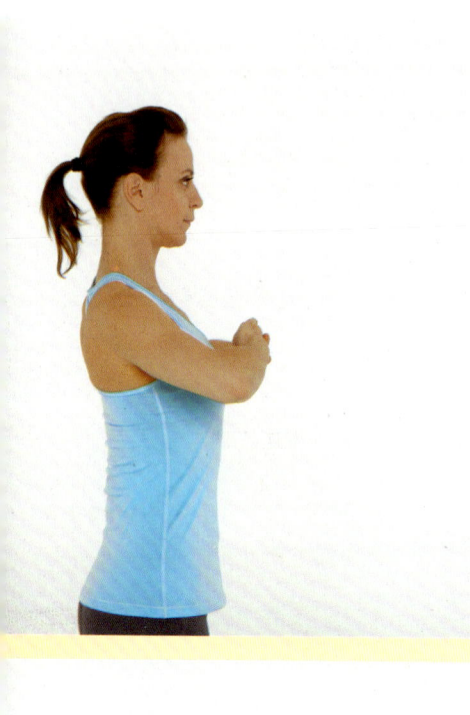

↻ 5

Ausgangsposition

- Aufrechter Stand.
- Die Arme anwinkeln.
- Die Hände auf Brusthöhe ineinander verschränken.
- Die Ellbogen zeigen nach außen.

Ausführung

- Einatmen.
- Mit dem Ausatmen die Arme nach vorn ausstrecken.
- Die Hände bleiben zusammen, die Handflächen drehen nach außen.
- Gleichzeitig das Kinn in Richtung Brust schieben und einen Rundrücken machen.
- Die Hände so weit nach vorn schieben, bis die Dehnung im oberen Rücken deutlich spürbar ist.
- Mit dem Einatmen wieder strecken und zurück in die Ausgangsposition kommen.
- Im Wechsel ausführen.

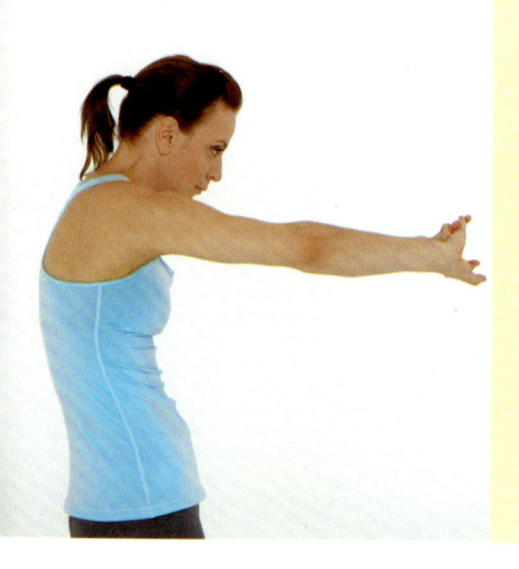

Dehnen des Trizeps und der Körperrückseite

Diese kombinierte Dehnübung dehnt die Muskeln der Armrückseiten, die seitlichen Rumpfmuskeln und mobilisiert zudem die Brustwirbelsäule.

⏱ 10 Sekunden pro Seite

Ausgangsposition

- Aufrechter Stand.
- Die Füße sind eng gekreuzt.
- Das rechte Bein ist dabei vorn.
- Den rechten Arm hinter den Kopf führen, die Hand zwischen die Schulterblätter legen.
- Der linke Arm hängt locker an der Seite.

Ausführung

- Mit der linken Hand den rechten Ellbogen hinter den Kopf ziehen.
- Dabei den Oberkörper langsam mit nach links neigen, bis eine Dehnung in der Seite und im Trizeps spürbar wird.
- Das Becken bleibt fest nach vorn gerichtet.
- Der Bauchnabel ist eingezogen.
- Anschließend die Seiten wechseln.

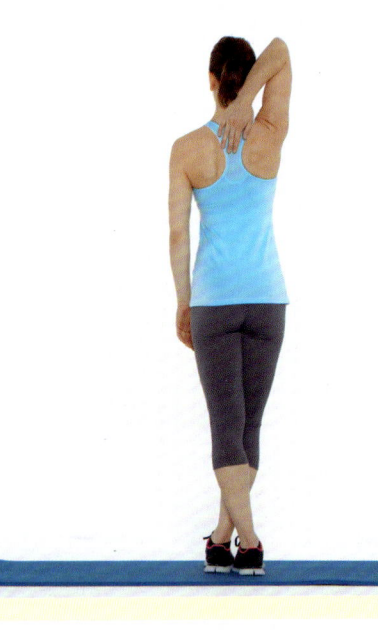

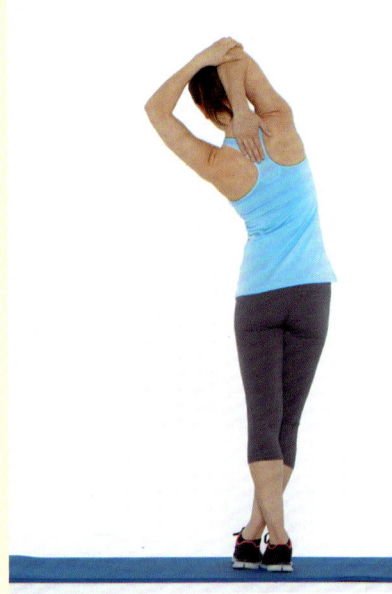

DEHNÜBUNGEN

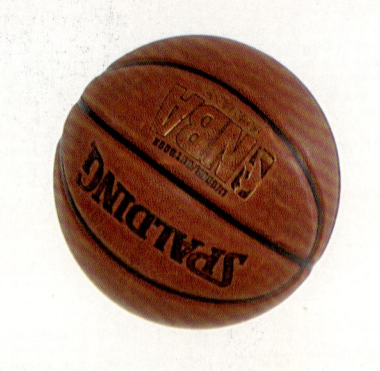

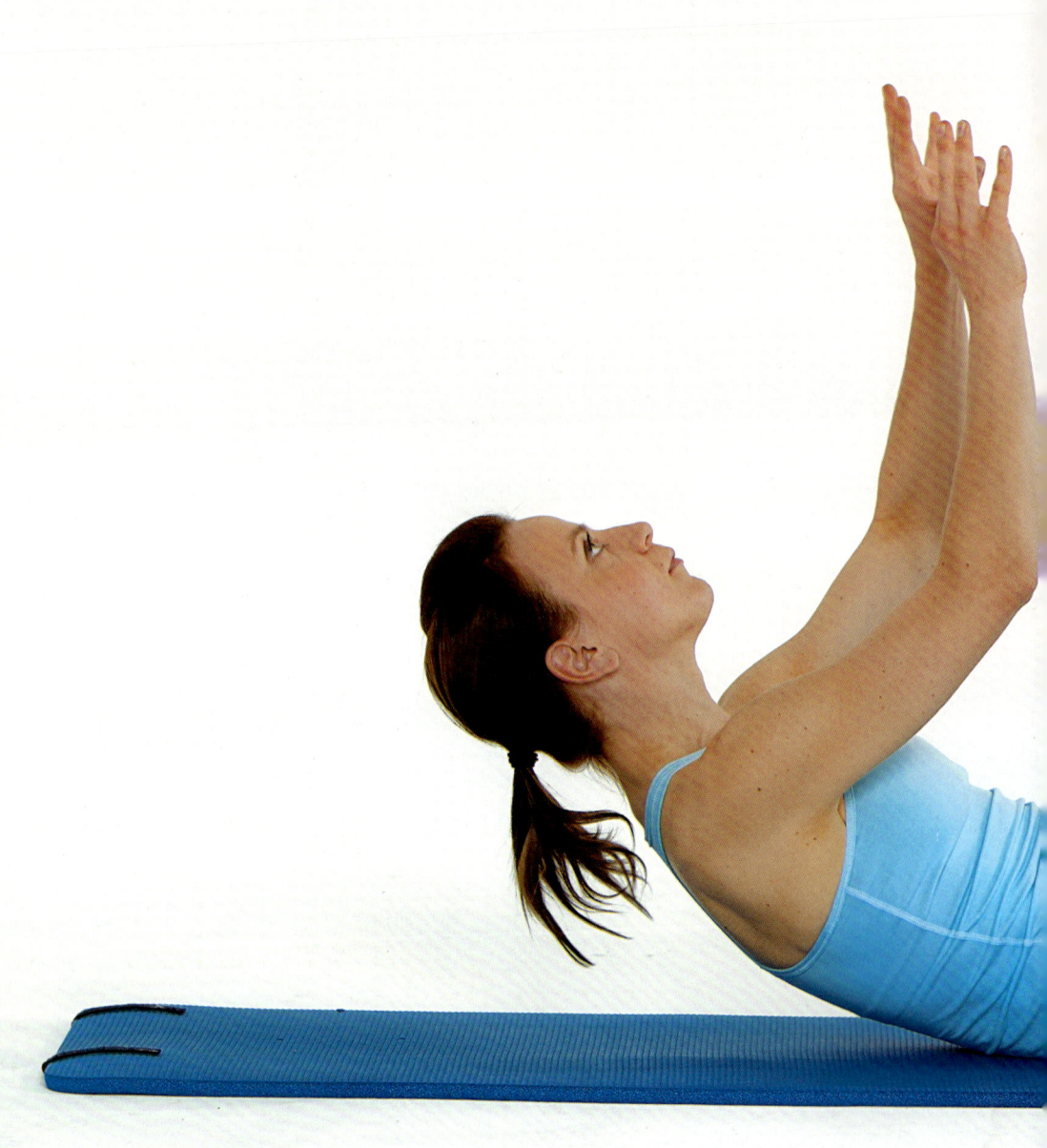

❱❱ Trainingsprogramme

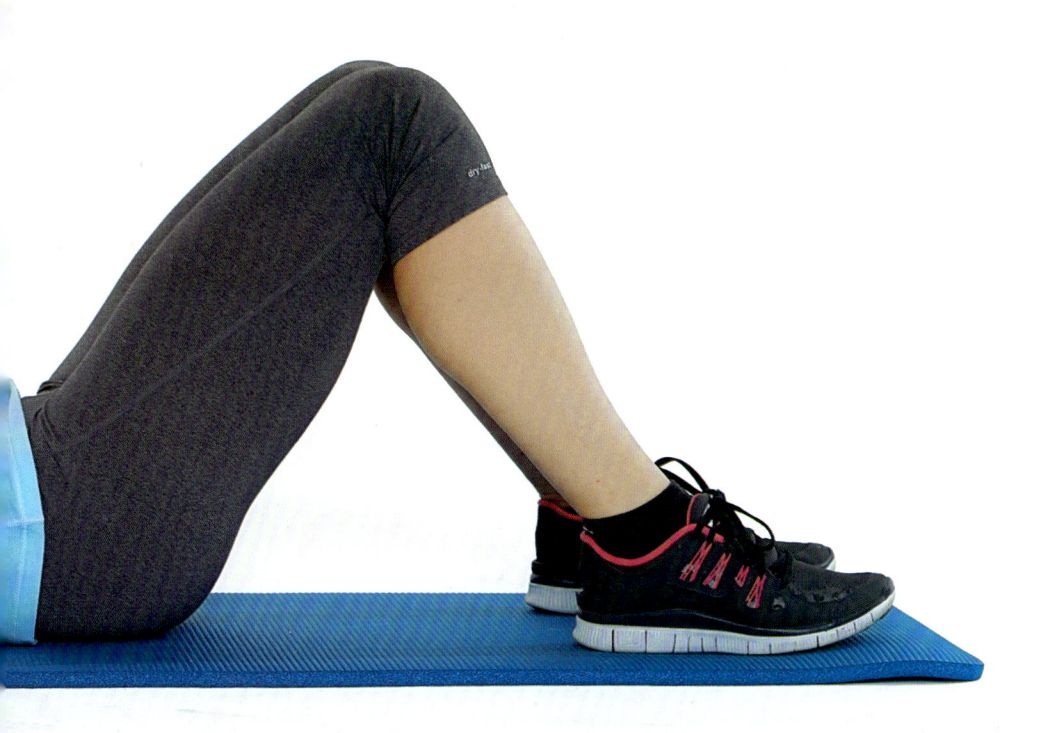

Trainingsprogramme

In dem vorangegangenen Übungsteil haben wir Ihnen zu jedem Körperbereich verschiedene Übungen vorgestellt, aus denen Sie sich Ihr ganz individuelles Trainingsprogramm zusammenstellen können – immer wieder neu.

Oft ist es jedoch auch leichter, nach einem „fertigen" Trainingsplan zu trainieren. Das gilt gerade für Einsteiger, die noch nicht einschätzen können, welche Übungen gut zusammenpassen oder wie viele Sätze oder Wiederholungen am besten zu absolvieren sind. Daher haben wir auf den folgenden Seiten verschiedene Übungen zu Komplettprogrammen zusammengestellt. Jedes Programm widmet sich einem anderen Schwerpunkt.
Insgesamt sind es 5 Programme:

- Bauch, Beine, Po
- Starker Rücken
- Allround-Programm
- Cardio Fit
- Definierte Arme

Pro Übung sollten jeweils drei Sätze mit der angegeben Wiederholungszahl durchgeführt werden. Zu Beginn erfolgt immer ein kurzes Aufwärmen, bestehend aus zwei Übungen. Zum Abschluss sollte zumindest die geforderte Muskulatur mit den Übungen aus dem Dehnprogramm einmal gedehnt werden.

Alle Trainingsprogramme finden Sie zudem auch auf der beiliegenden DVD. So können Sie sich jede Übung jedes Programms mit einer kompletten Wiederholungszahl ansehen – und in Echtzeit mitmachen.

Alle Programme auf einen Blick

Bauch, Beine, Po
Material:
Basketball, Gymnastikball, Handtuch

1. Diagonales Knieheben	S. 27
2. Jumping Jack	S. 29
3. Russian Twist	S. 56
4. Crunch mit Ballwurf	S. 55
5. Beinheben auf dem Gymnastikball	S. 68
6. Ausfallschritt mit Seitbeugen	S. 75
7. Liegestütz-Crunch	S. 92
8. Wechselsprünge mit Reisetasche	S. 93

Starker Rücken
Material:
Fitnessband, Reisetasche

1. Swing mit dem Basketball	S. 31
2. Raupe	S. 28
3. Bergsteiger	S. 48
4. Rumpfbeuge mit Fitnessband	S. 60
5. Powerzug aus der Kniebeuge	S. 67
6. Rudern in der Standwaage	S. 86
7. Rumpfdrehen in Vorbeuge	S. 71

Allround-Programm
Material:
Gymnastikball, Fitnessband

1. Skater	S. 34
2. Laufender Liegestütz	S. 35
3. Einarmiger Seitstütz	S. 95
4. Power-Squat mit Fitnessband	S. 91
5. Burpee	S. 88
6. Body-Press mit Gymnastikball	S. 50

Cardio Fit
Material:
Basketball

1. Dribbling Squat	S. 32
2. Skipping	S. 33
3. Planke diagonal	S. 84
4. Burpee	S. 88
5. Crunch mit Ballwurf	S. 55
6. Squat Jump mit Basketball	S. 81
7. Querschläger mit Basketball	S. 85

Definierte Arme
Material:
Gymnastikball, Reisetasche

1. Schattenboxen	S. 30
2. Raupe	S. 28
3. One-Hand-Press	S. 46
4. Liegestütz auf dem Gymnastikball	S. 49
5. Bizepscurl mit Reisetasche	S. 39
6. Crossover-Liegestütz	S. 87

Bauch, Beine, Po

Basketball, Gymnastikball, Handtuch

1. Diagonales Knieheben (S. 27) 30 Sekunden

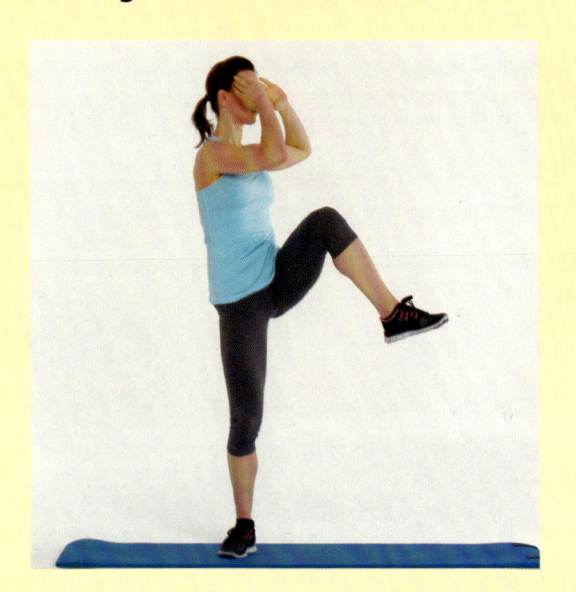

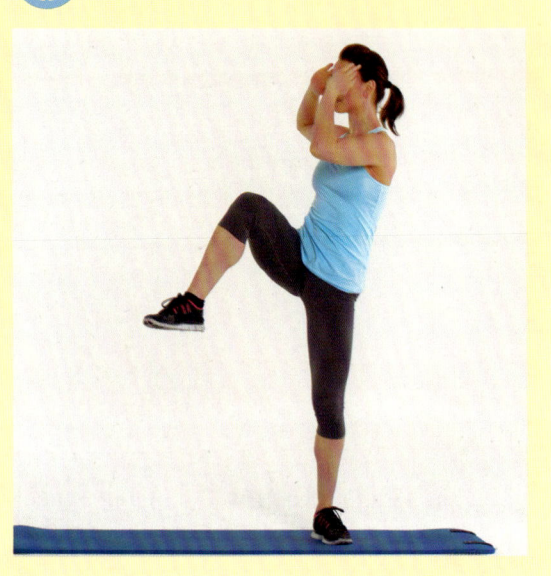

2. Jumping Jack (S. 29) 30 Sekunden

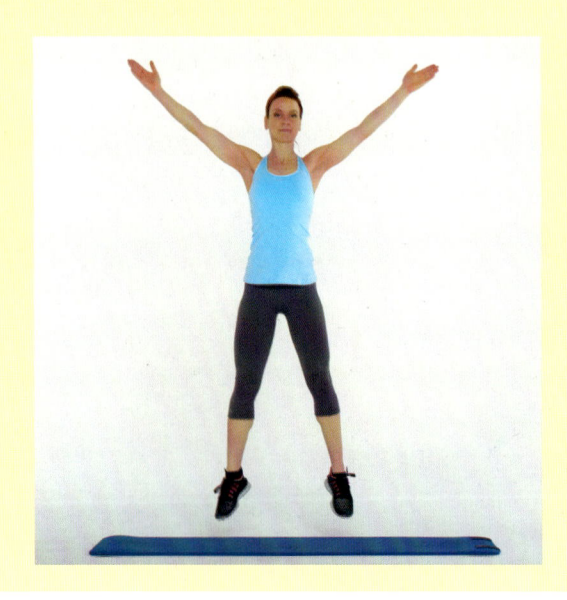

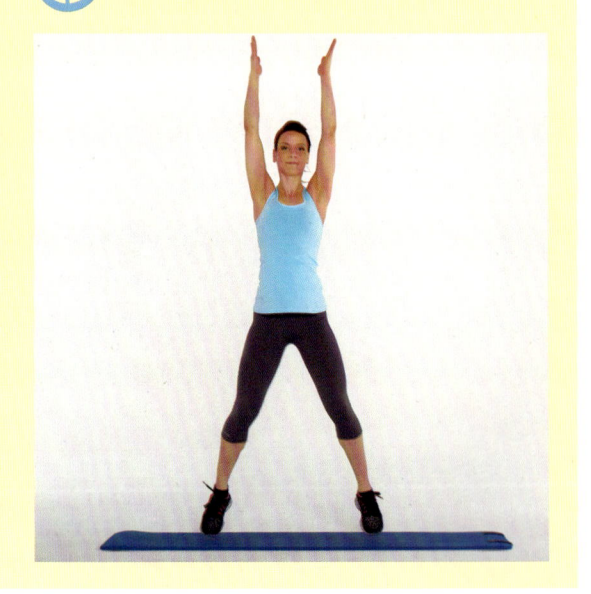

Bauch, Beine, Po

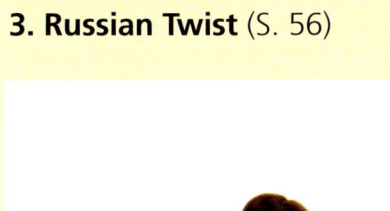

Basketball, Gymnastikball, Handtuch

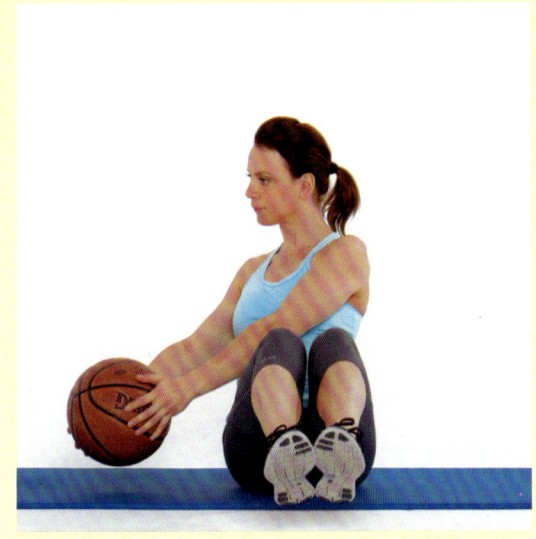

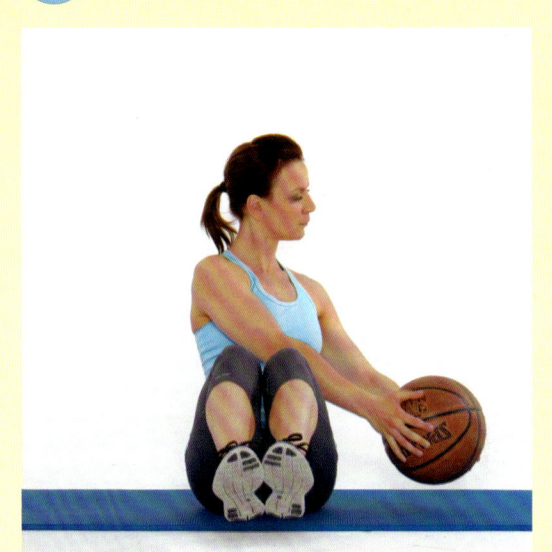

3. Russian Twist (S. 56) ↻ 15

4. Crunch mit Ballwurf (S. 55) ↻ 15

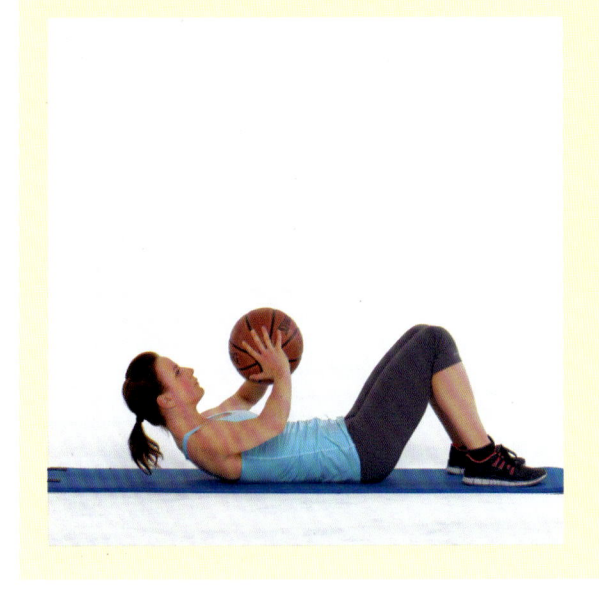

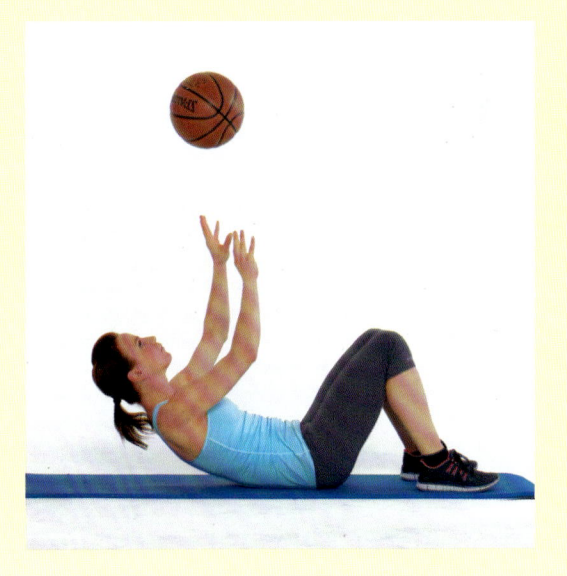

Bauch, Beine, Po

Basketball, Gymnastikball, Handtuch

5. Beinheben auf dem Gymnastikball (S. 68) ↻ 20

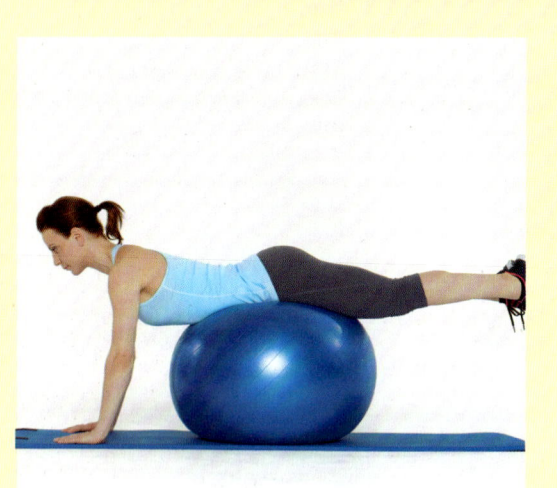

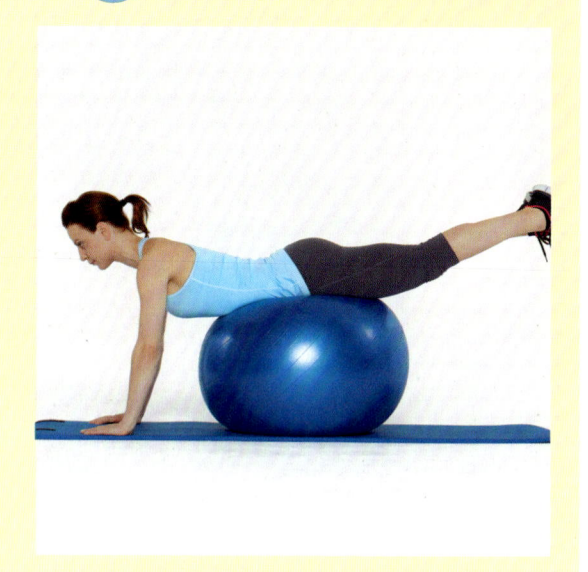

6. Ausfallschritt mit Seitbeugen (S. 75) ↻ 10 pro Seite

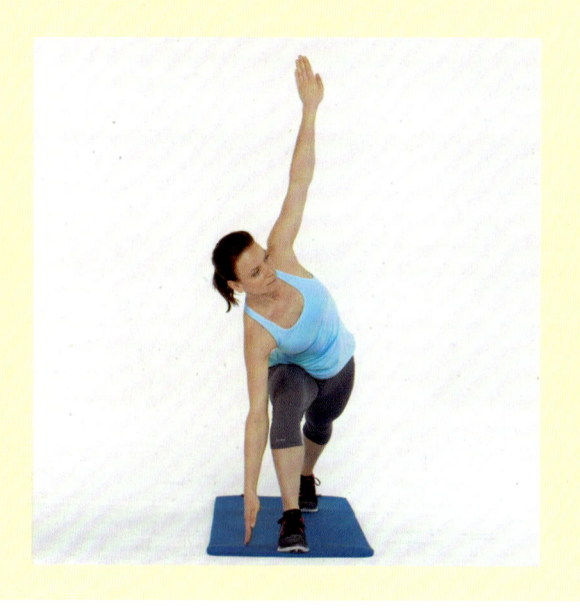

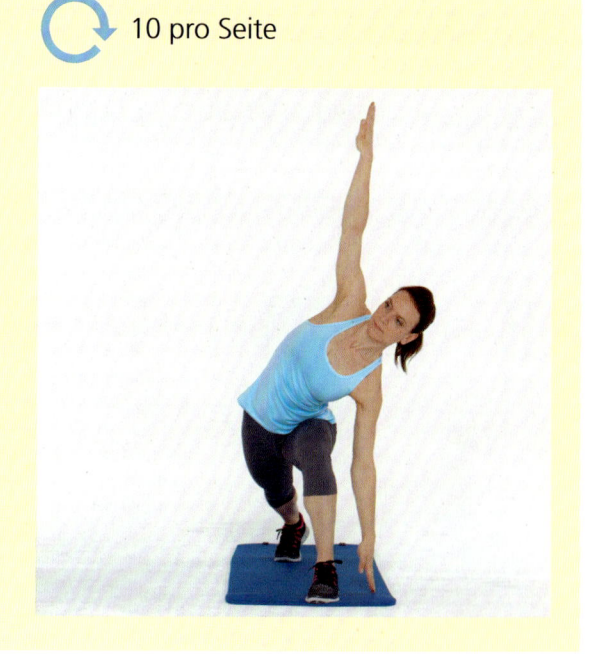

Bauch, Beine, Po

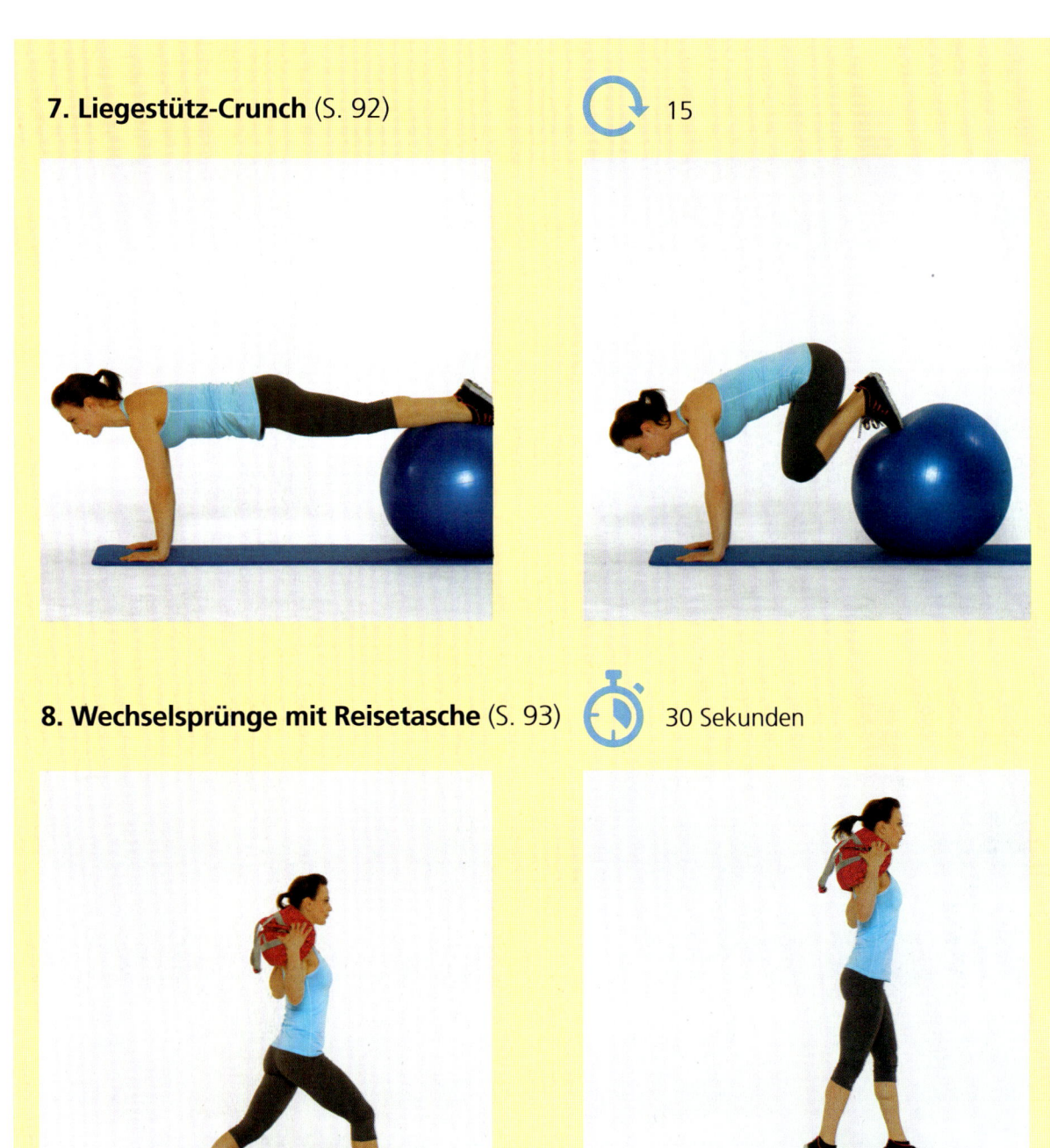

Basketball, Gymnastikball, Handtuch

7. Liegestütz-Crunch (S. 92) 15

8. Wechselsprünge mit Reisetasche (S. 93) 30 Sekunden

Starker Rücken

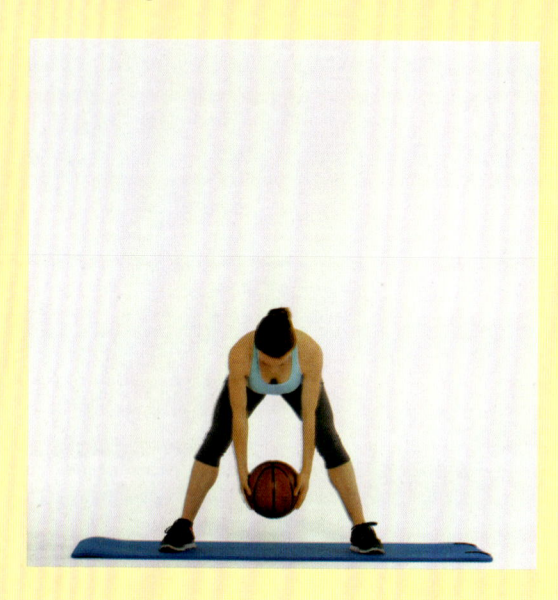

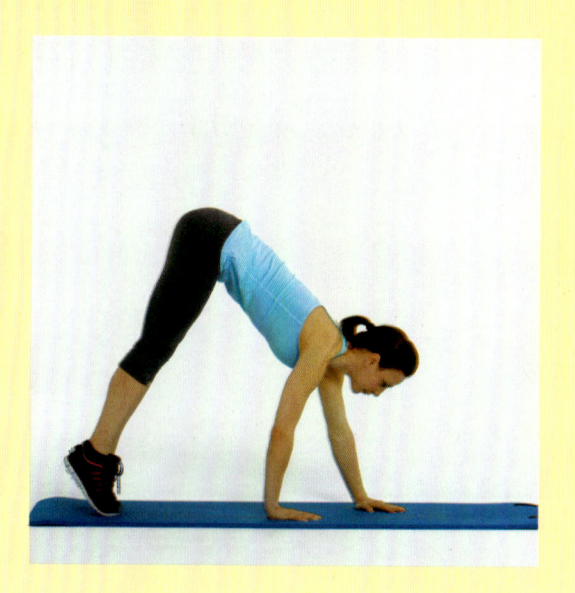

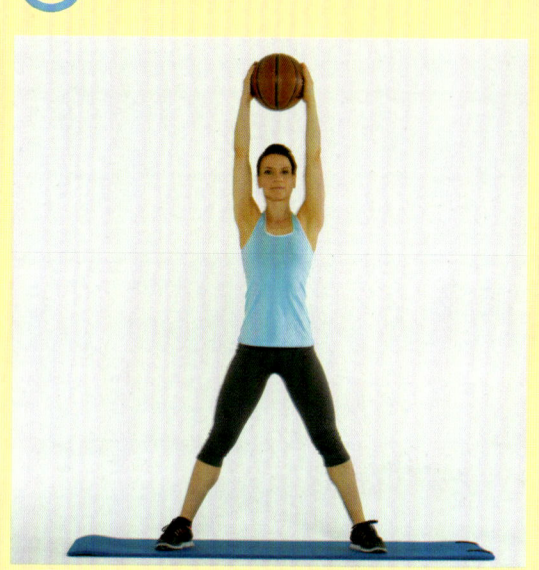

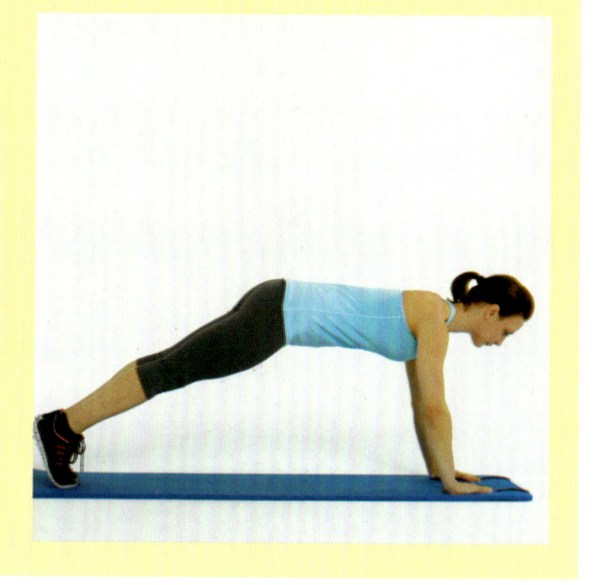

Fitnessband, Reisetasche

1. Swing mit Basketball (S. 31) ⟳ 20

2. Raupe (S. 28) ⟳ 10

Starker Rücken

Fitnessband, Reisetasche

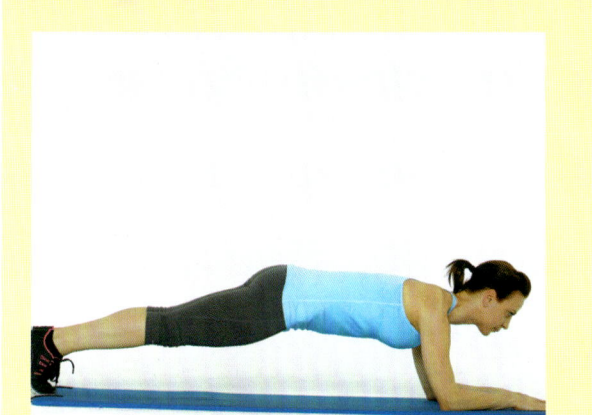

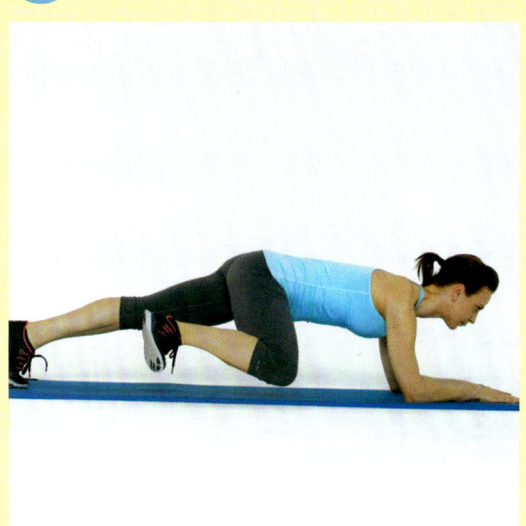

3. Bergsteiger (S. 48)   30 Sekunden

4. Rumpfbeuge mit Fitnessband (S. 60)   20

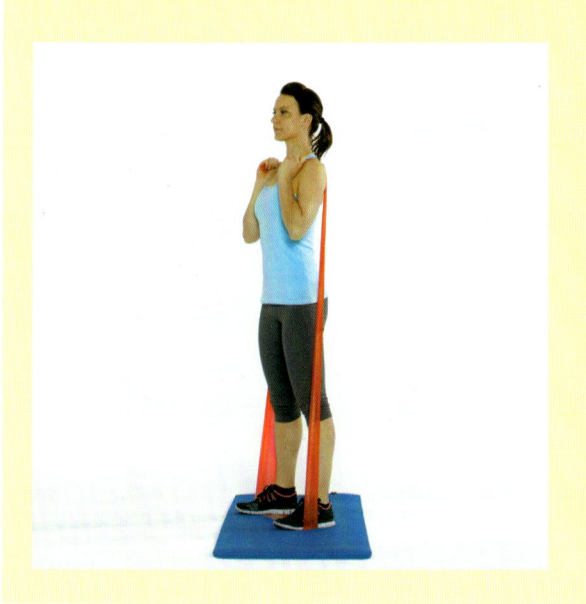

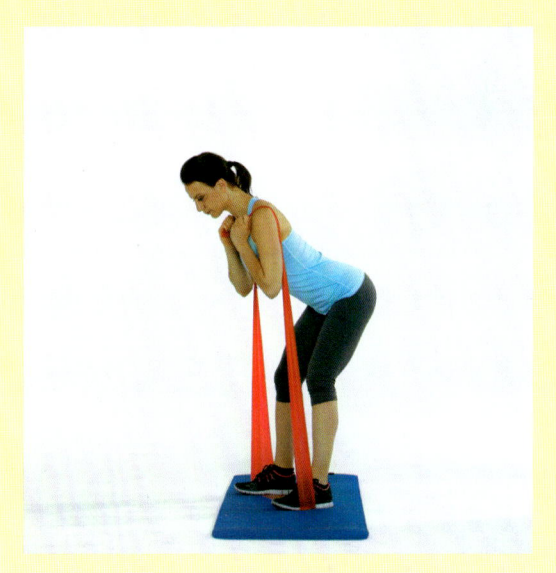

TRAININGSPROGRAMME

Starker Rücken

Fitnessband, Reisetasche

5. Powerzug aus der Kniebeuge (S. 67)   15

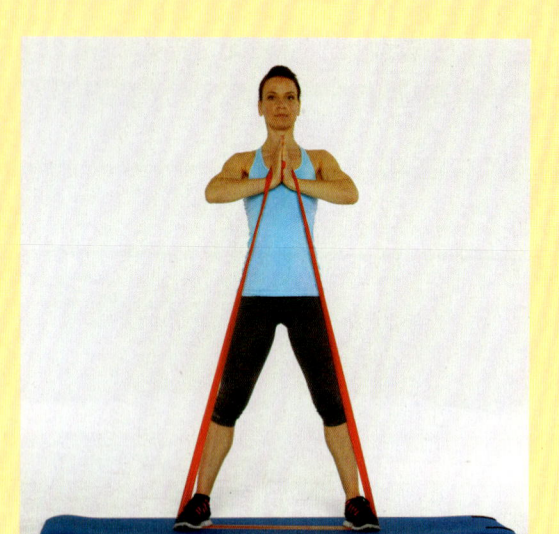

6. Rudern in der Standwaage (S. 86)   10 pro Seite

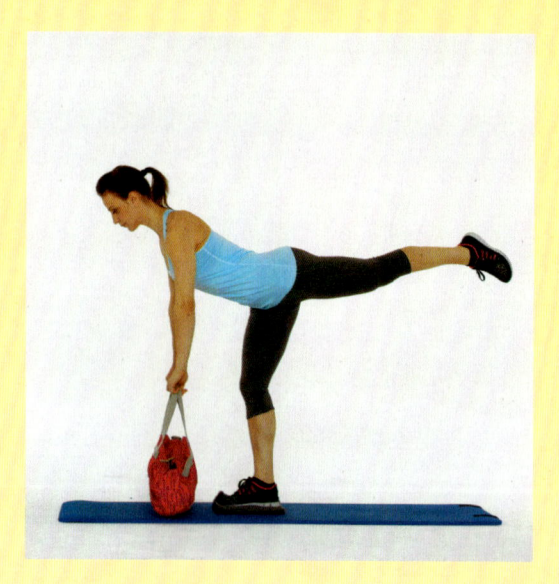

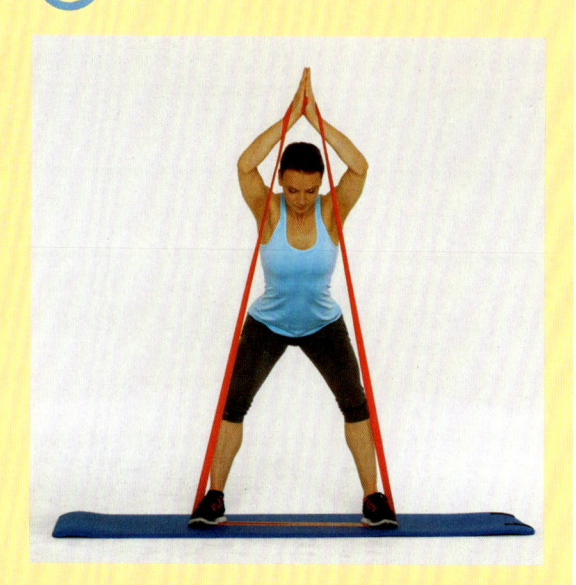

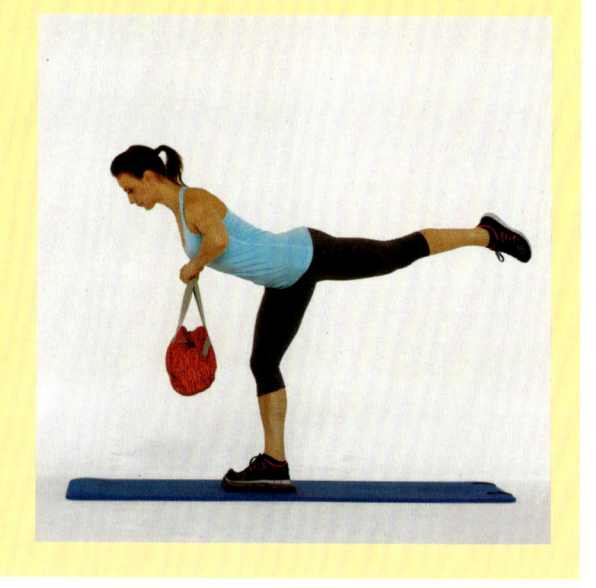

Starker Rücken

Fitnessband, Reisetasche

7. Rumpfdrehen in Vorbeuge (S. 71)   ⟳ 10

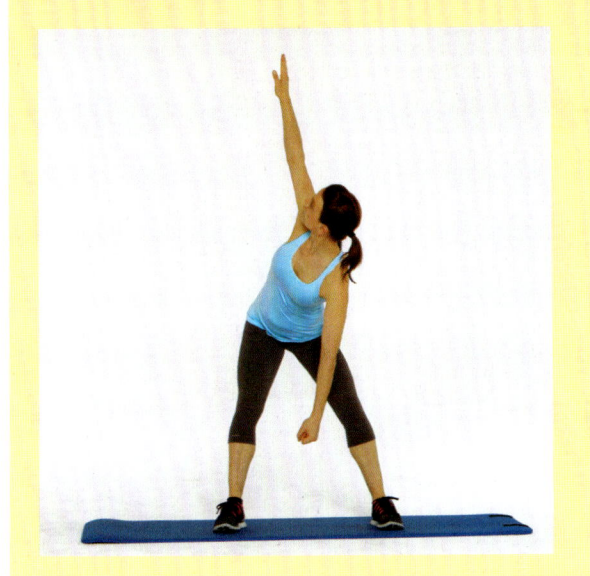

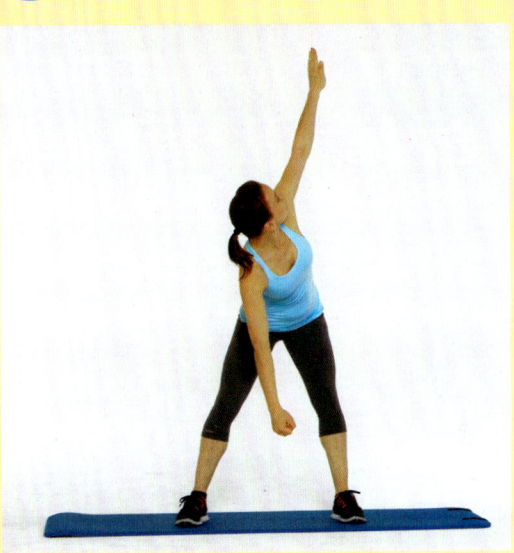

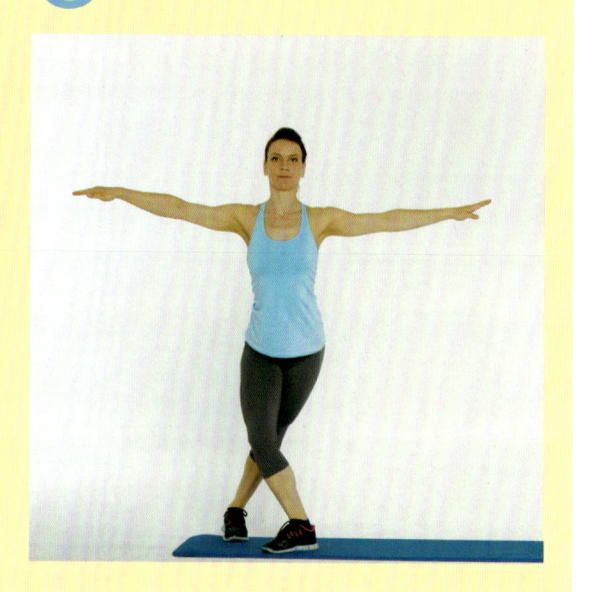

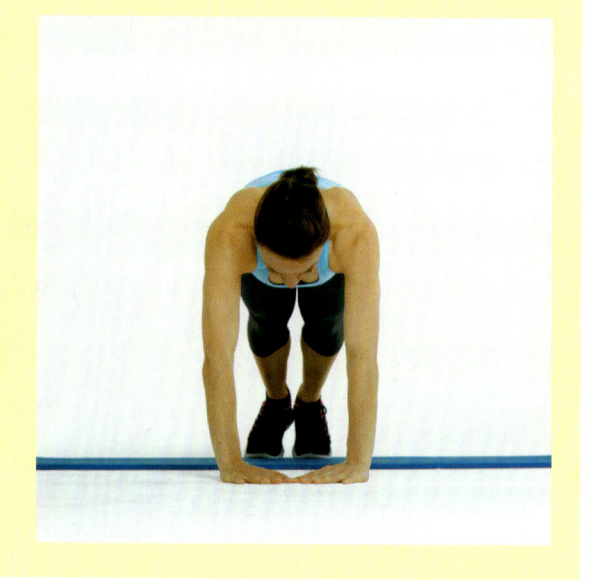

Allround-Programm

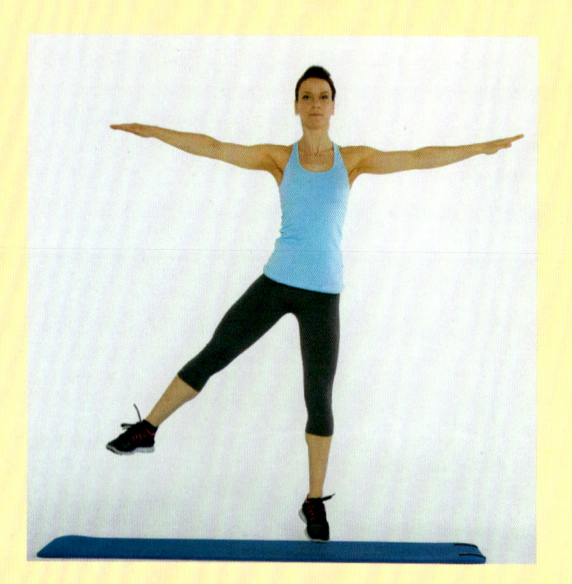

Gymnastikball, Fitnessband

1. Skater (S. 34)   10

2. Laufender Liegestütz (S. 35)   30 Sekunden

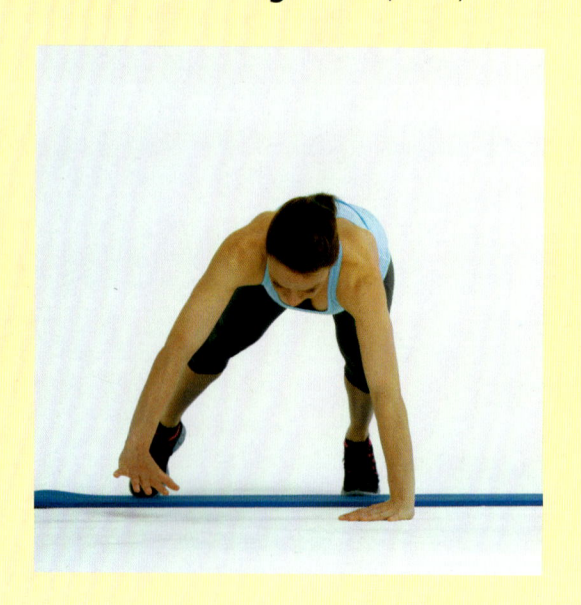

118 TRAININGSPROGRAMME

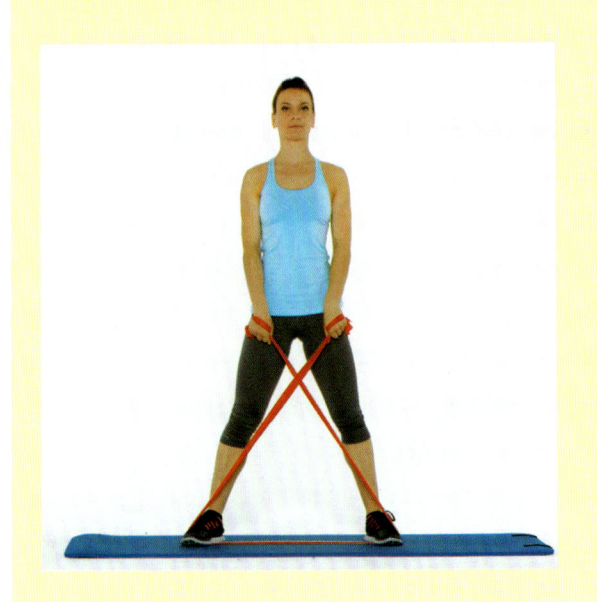

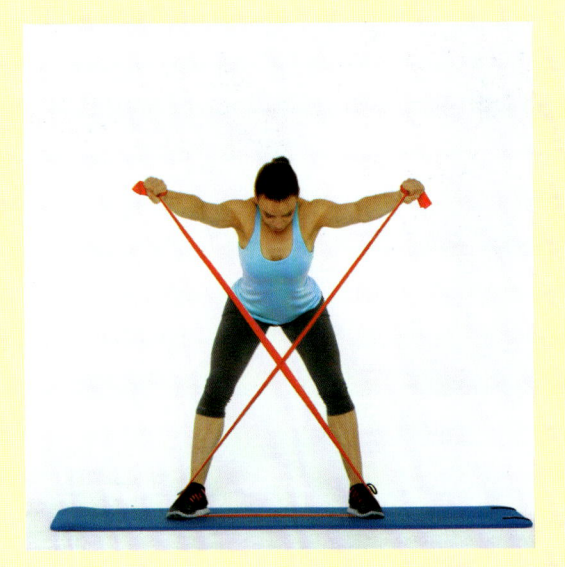

Allround-Programm

Gymnastikball, Fitnessband

3. Einarmiger Seitstütz (S. 95) 10 pro Seite

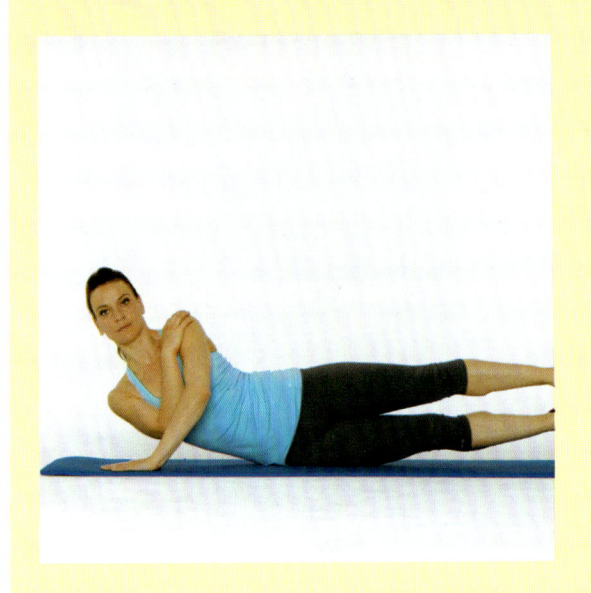

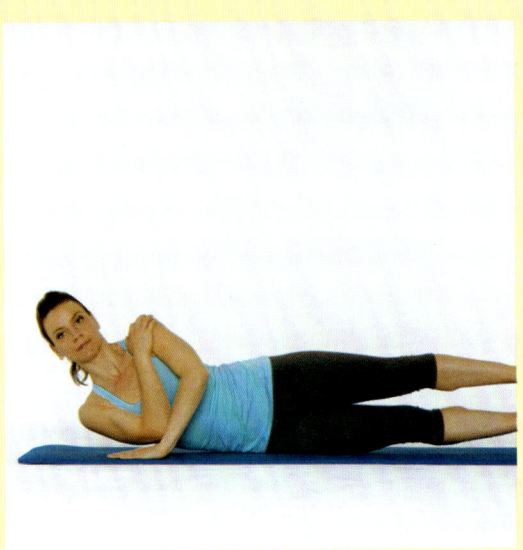

4. Power-Squat mit Fitnessband (S. 91) 15

TRAININGSPROGRAMME

Allround-Programm

Gymnastikball, Fitnessband

5. Burpee (S. 88) 30 Sekunden

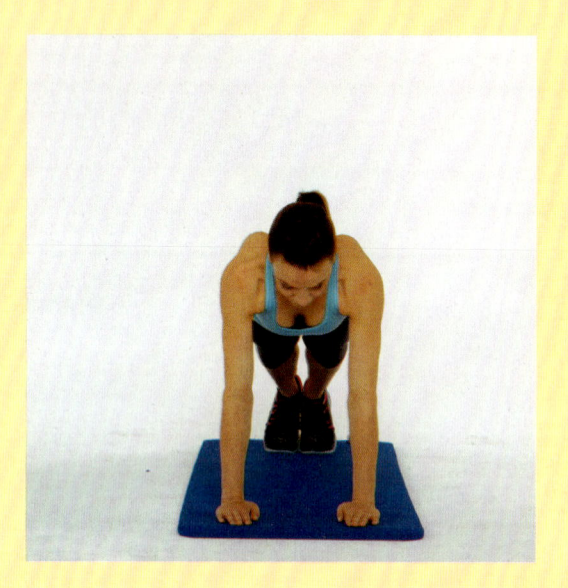

6. Body-Press mit Gymnastikball (S. 50) 15 Sekunden

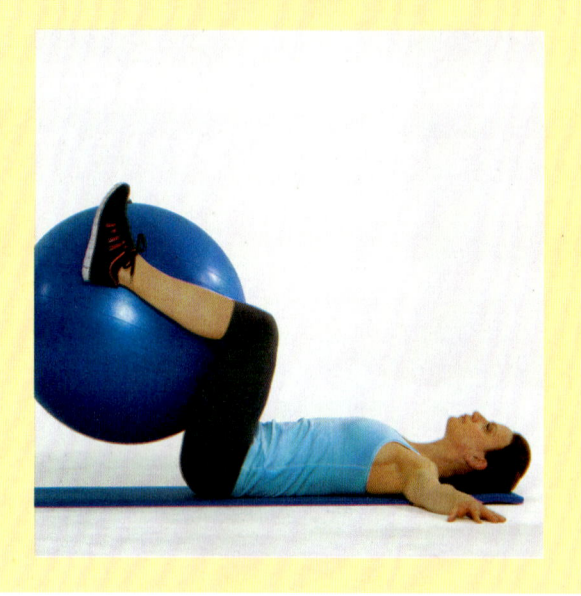

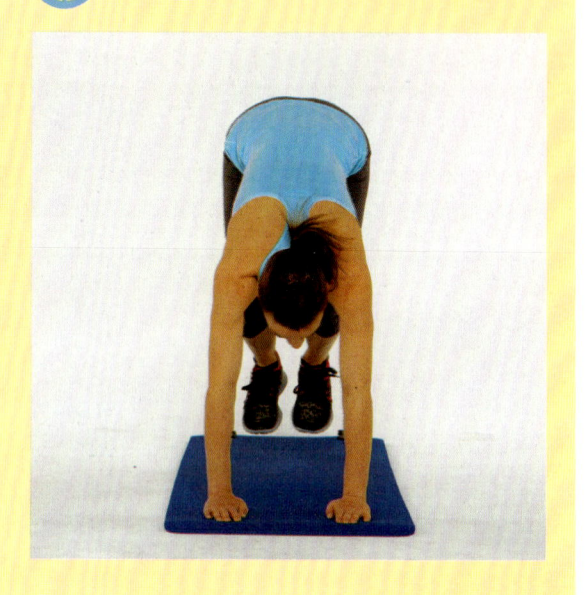

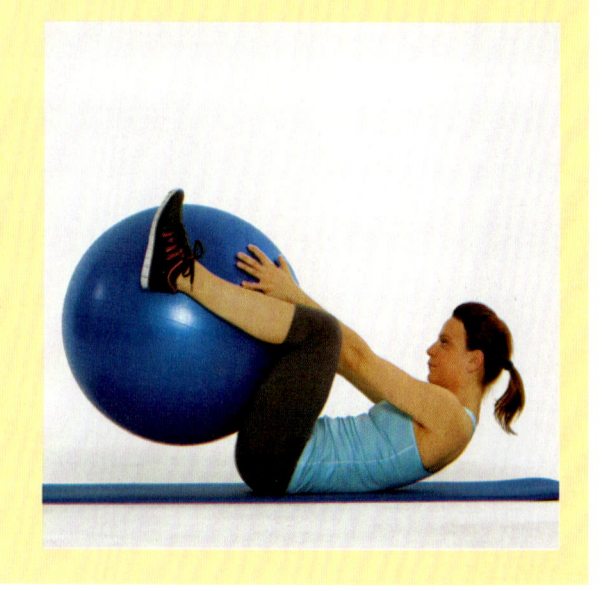

Cardio Fit

Basketball

1. Dribbling Squat (S. 32) ⟳ 20

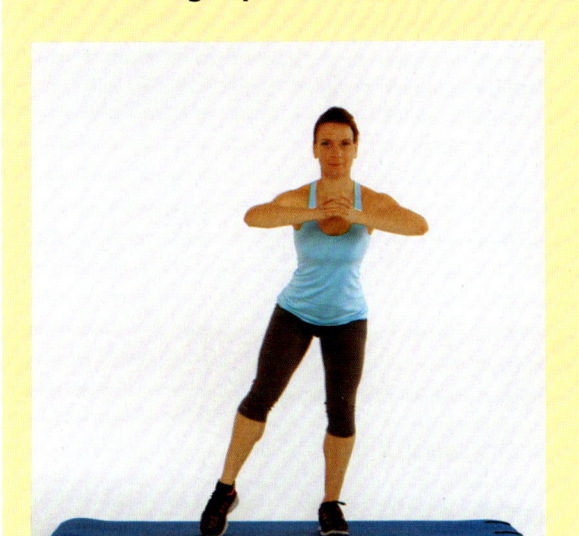

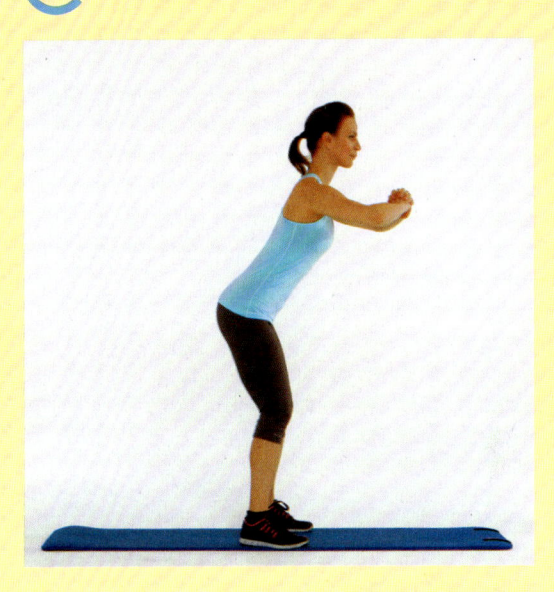

2. Skipping (S. 33) ⏱ 20 Sekunden

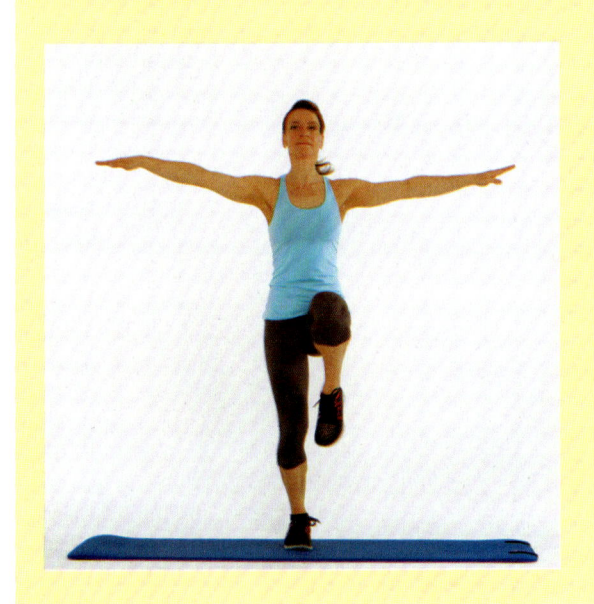

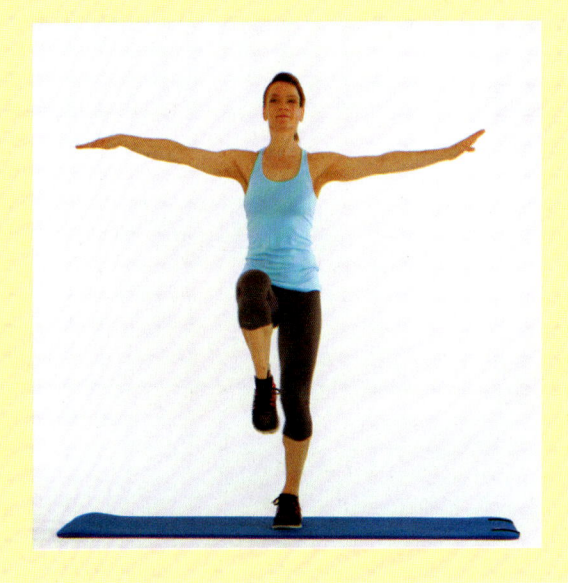

Cardio Fit

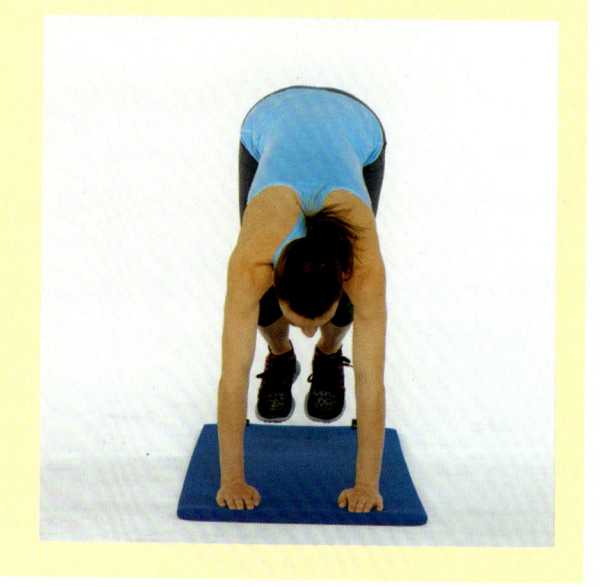

Basketball

3. Planke diagonal (S. 84) ⟳ 20

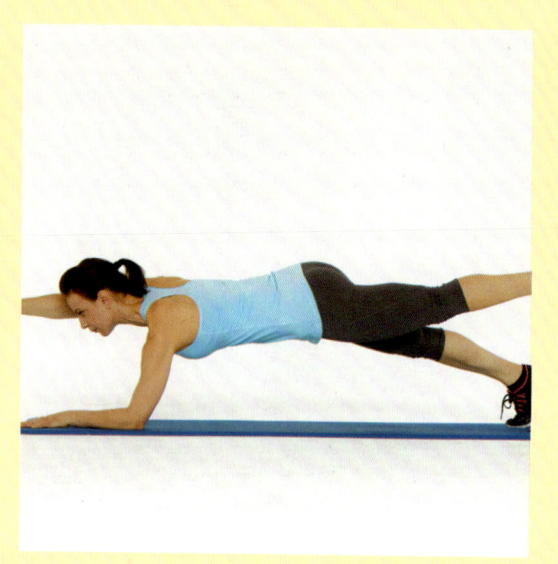

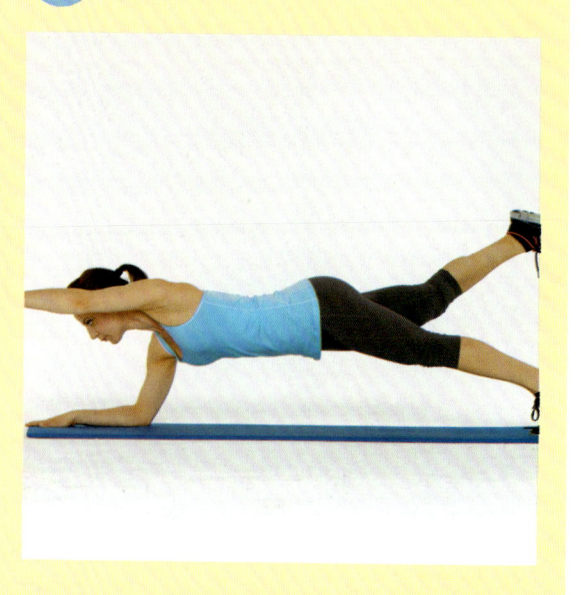

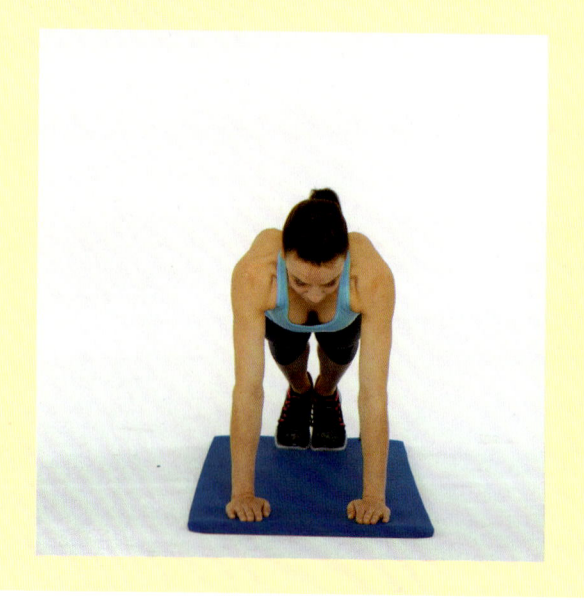

4. Burpee (S. 88) ⏱ 30 Sekunden

TRAININGSPROGRAMME

Cardio Fit

Basketball

5. Crunch mit Ballwurf (S. 55)   ↻ 15

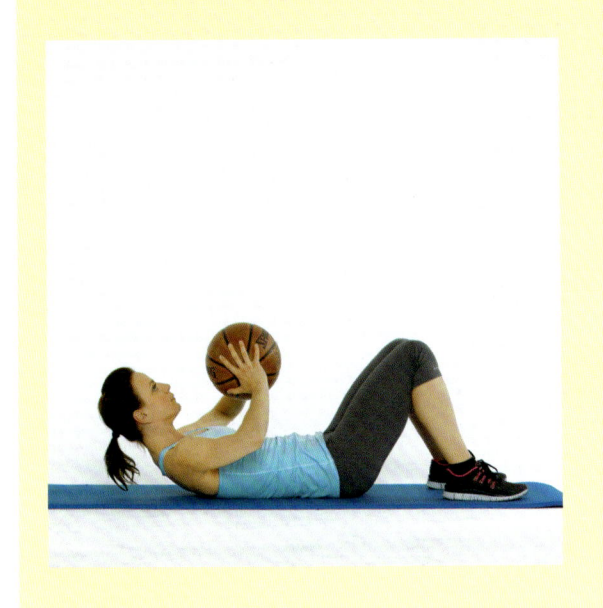

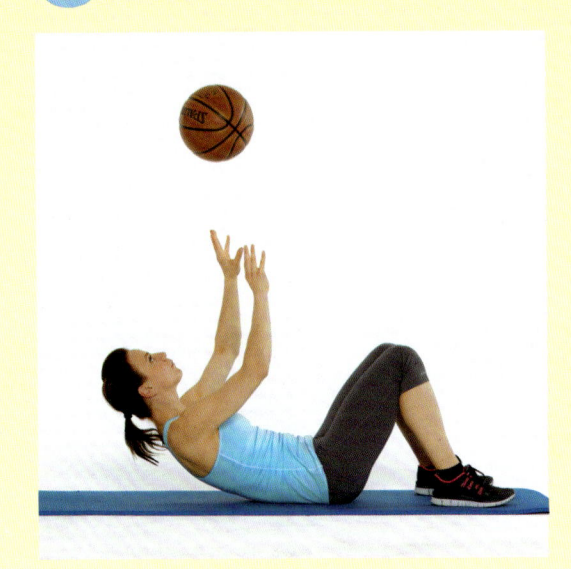

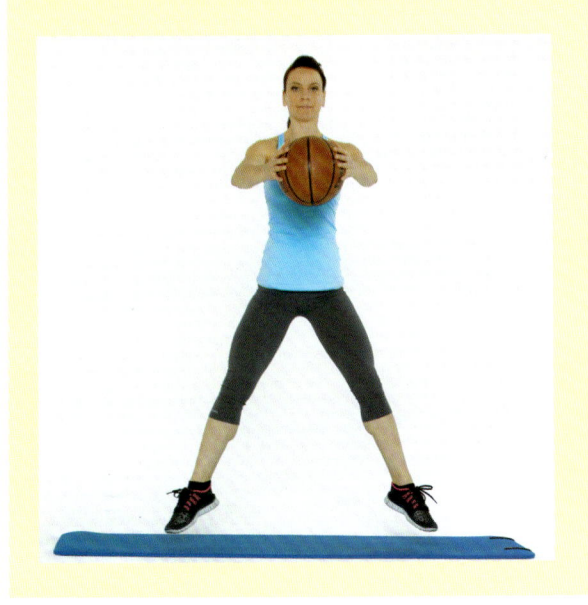

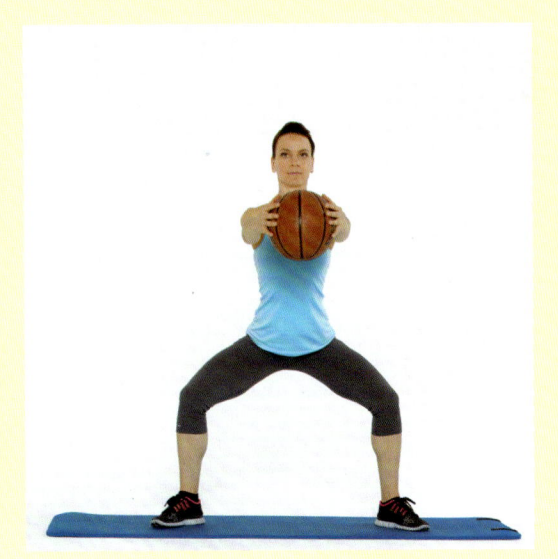

6. Squat Jump mit Basketball (S. 81)   ↻ 20

Cardio Fit

Basketball

7. Querschläger mit Basketball (S. 85) ↻ 20

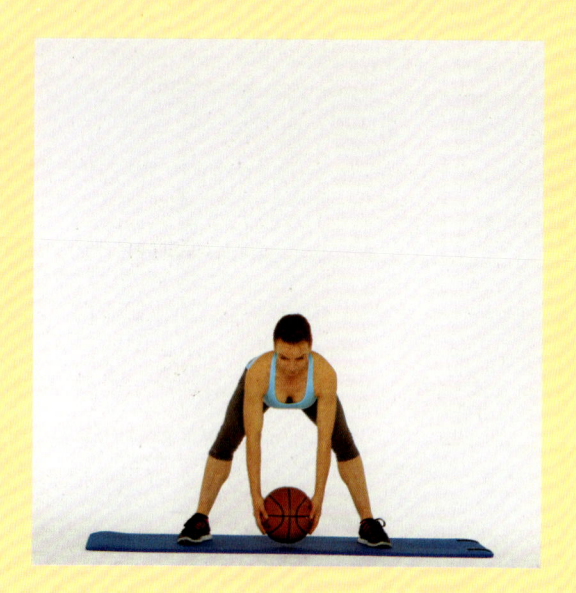

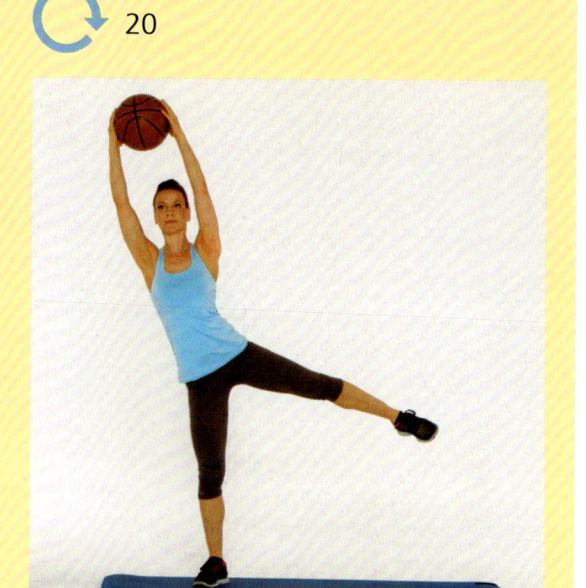

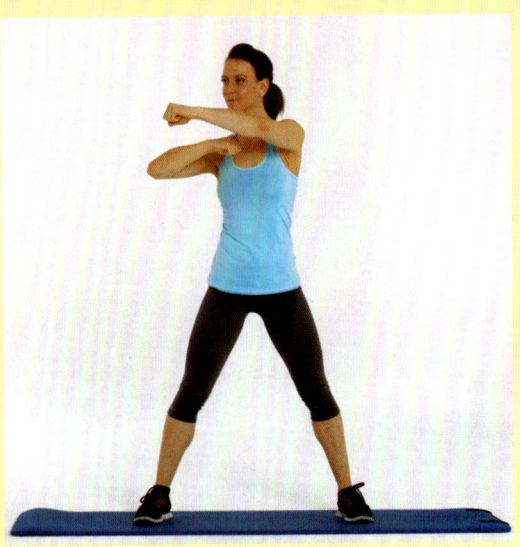

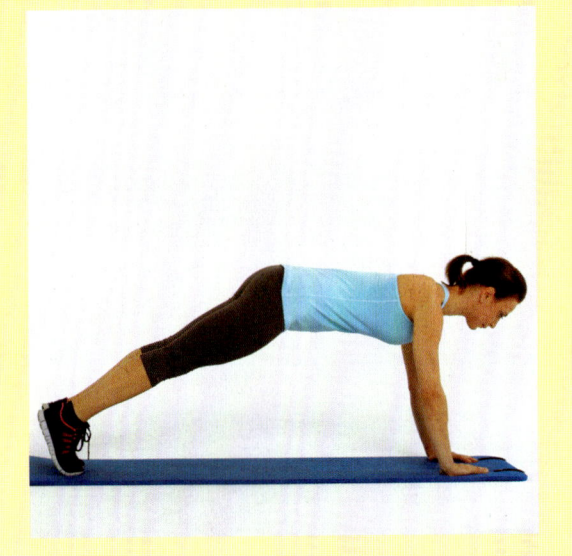

Definierte Arme

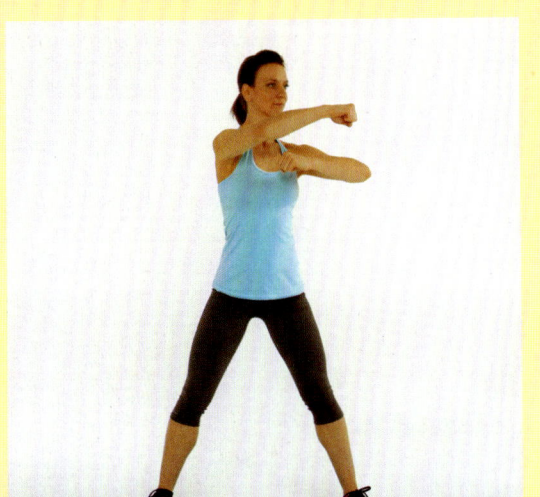

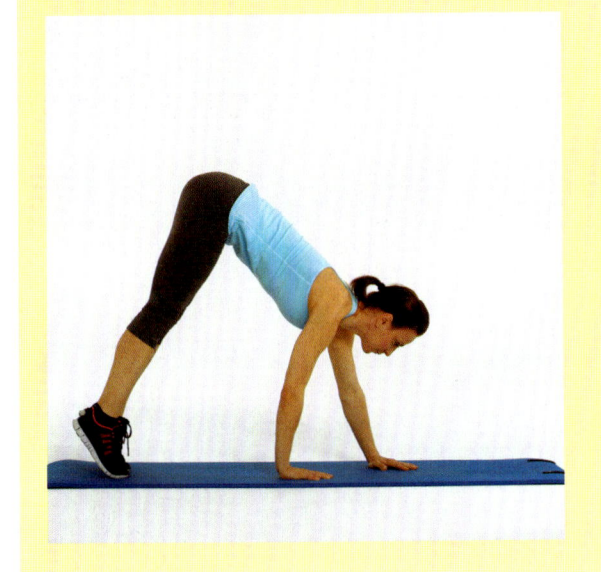

Gymnastikball, Reisetasche

1. Schattenboxen (S. 30)   30 Sekunden

2. Raupe (S. 28)   10

Definierte Arme

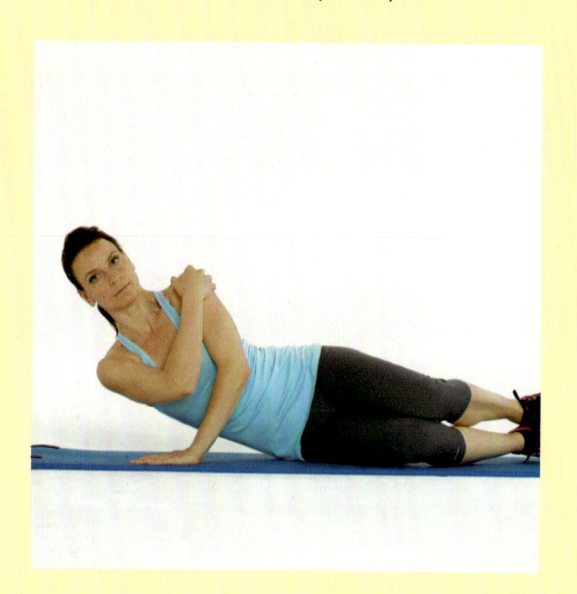

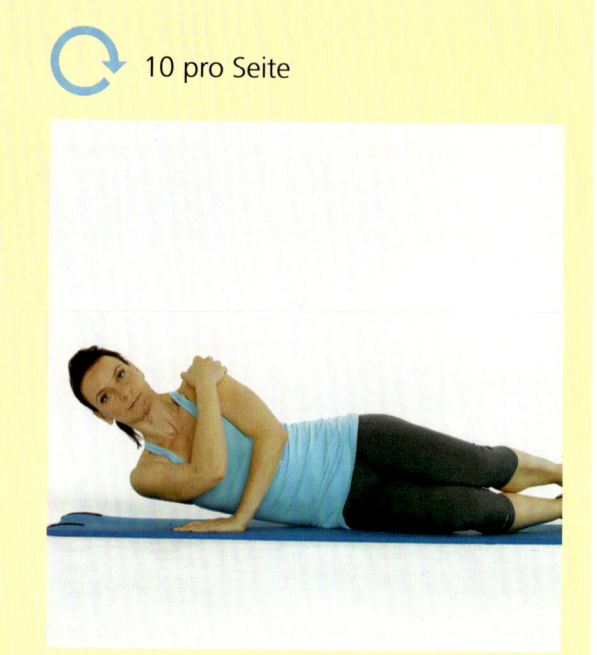

Gymnastikball, Reisetasche

3. One-Hand-Press (S. 46) 10 pro Seite

4. Liegestütz auf dem Gymnastikball (S. 38) 10

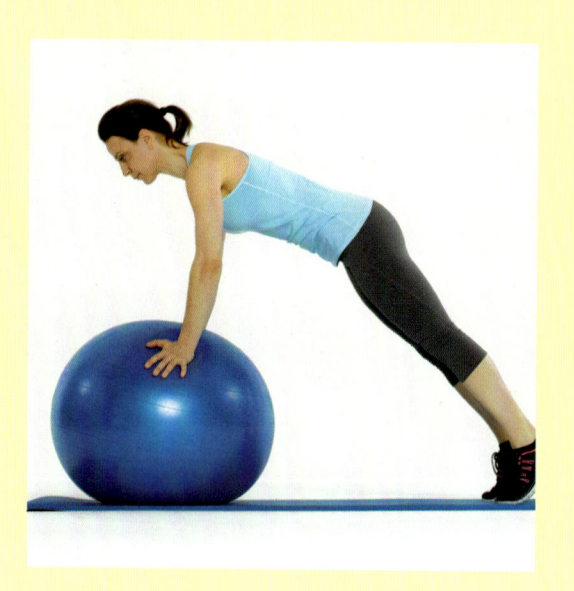

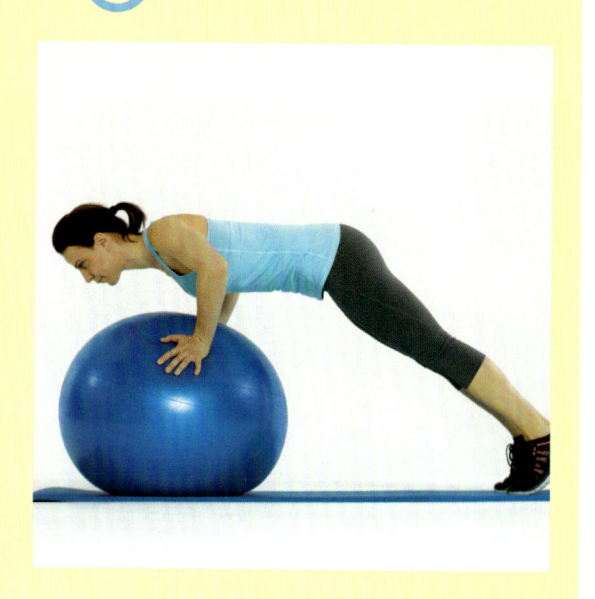

Definierte Arme

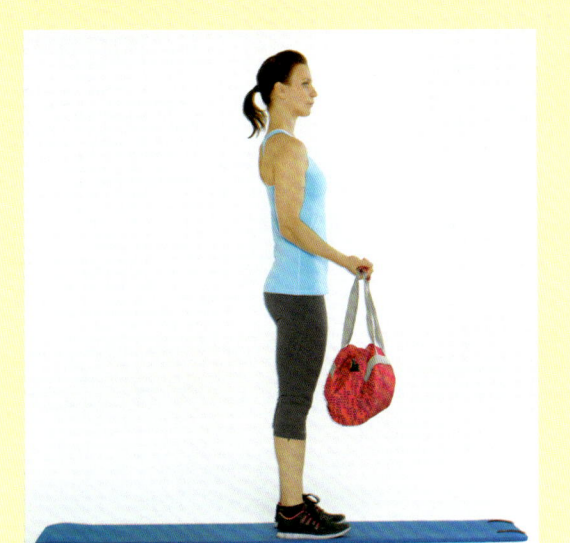

Gymnastikball, Reisetasche

5. Bizepscurl mit Reisetasche (S. 39)   15 pro Seite

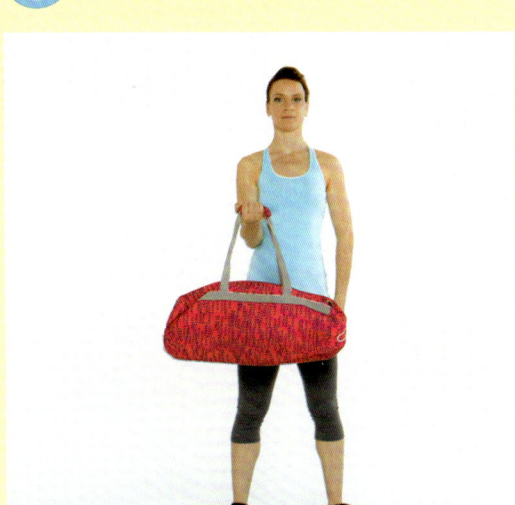

6. Crossover Liegestütz (S. 87)   10

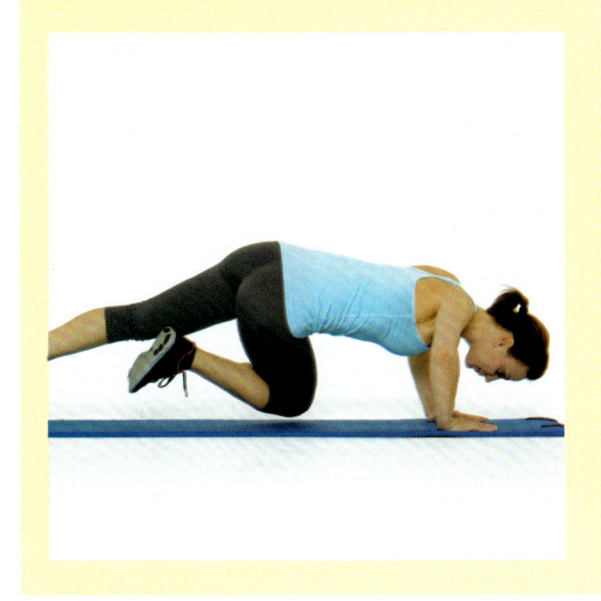

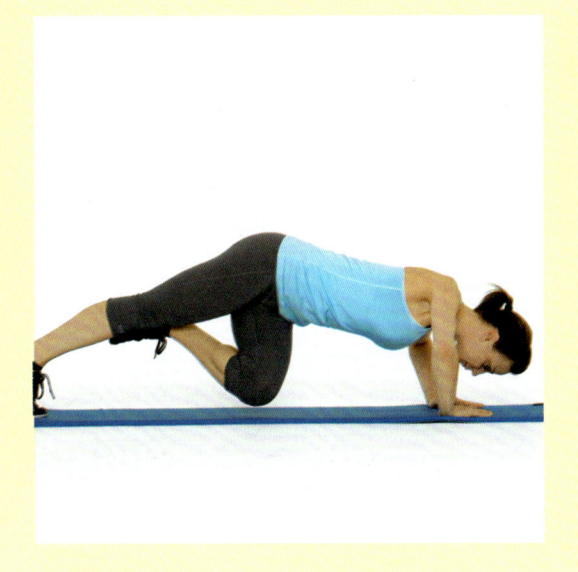

TRAININGSPROGRAMME

Autorin
Susann Hempel,
Diplom-Sportwissenschaftlerin mit Weiterbildungen zur Personal Trainerin DSHS, Ernährungstrainerin und „barre concept"-Trainerin. Arbeitet als Personal Trainerin, Fitnesstrainerin, Motivationscoach und Ernährungsberaterin in Köln.
(www.staytuned-coaching.de)

Übungsausführung
Susann Hempel

Foto- und DVD-Produktion
feinherb medien GmbH & Co. KG, Köln
www.feinherbmedien.de

Fotos
Matthias Hangst, Karlsruhe

Kamera
Dennis Weinert, Köln